La méthode fitnext d'Erwann Menthéour

UN COACHING INNOVANT
POUR UNE SANTÉ DURABLE

Avec la participation de Sandrine Mouchet,
Khalid Chedid, Giuliano Sperandio et Laurent Uzan

SOLAR
EDITIONS

Plus qu'un livre : un outil pour prendre le contrôle de votre corps.

Mon vécu m'a permis de comprendre comment fonctionne le corps. L'ouvrage que vous avez entre les mains est un outil vous permettant de mettre à profit ce que j'ai appris durant mes années de sportif de haut niveau puis en tant que coach.
Vous y trouverez une partie théorique sur le fonctionnement de l'organisme ainsi qu'un programme à suivre pendant 40 jours, fondé sur des exercices physiques et une alimentation équilibrée.

Des pages 65 à 101 :
retrouvez votre programme alimentaire et sportif, à suivre au jour le jour.

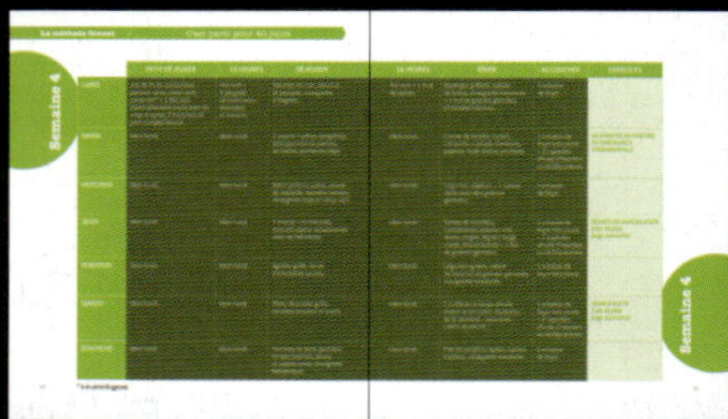

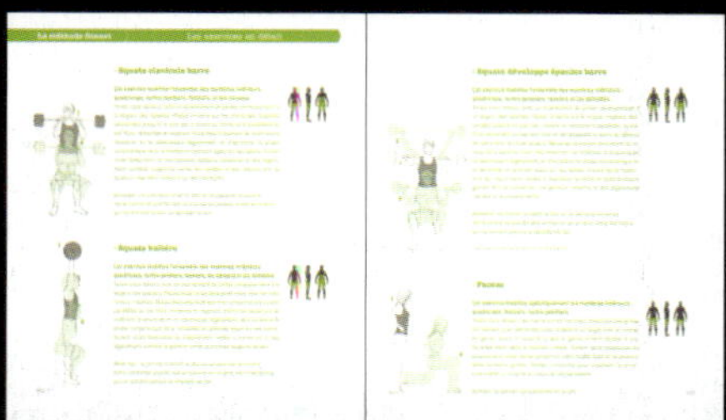

Des pages 102 à 116 :
découvrez les exercices physiques illustrés, décomposés et expliqués.

Des pages 154 à 175 :
les recettes de chaque plat proposé vous sont présentées en détail.

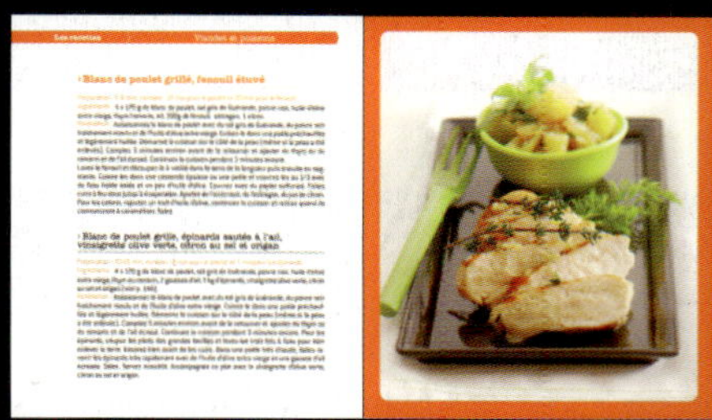

Sommaire

Mon histoire

« Ce livre parle de moi et de ceux
qui m'ont aimé, sauvé, de ceux que j'ai croisés,
qui m'ont nourri, guidé, qui m'ont appris
le pire et le meilleur. Mais, surtout, ce livre
parle de vous. »

UNE JEUNESSE À L'EXCÈS

J'ai grandi dans un univers où la performance était au centre des préoccupations de la famille. On en parlait beaucoup, et surtout de la meilleure façon de l'améliorer, encore et encore. Un mot revenait tout le temps : « affûté ». La plupart des mômes à l'époque voulaient devenir pompier, archéologue, pilote d'avion. Moi, ma ligne d'horizon était de « devenir affûté ». C'était plus qu'important, c'était fondamental. C'était devenir comme Pierre-Henri, mon aîné de 13 ans, mon frère, mon héros et à qui j'ai dédié le premier chapitre de *Secret défonce, ma vérité sur le dopage,* récit autobiographique dans lequel j'ai livré mon parcours de sportif dopé[1].

Nourri au sport, très tôt, très vite (comme notre sœur, Stéphane, née un an après lui), Pierre-Henri était déjà un athlète accompli quand j'entrai en cours primaire. Jeune talent du vélo, courant dans la roue des plus grands, il passait à la télé aux côtés de Sean Kelly et Laurent Fignon que je retrouvais, parfois, à la maison, à l'heure du dîner, quand la saison des critériums ramenait les pointures du cyclisme du côté de Brest. J'étais un enfant, et je regardais ce frère dont la classe naturelle sur un vélo, de la fluidité du geste jusqu'au moindre dessin de ses muscles, me fascinait.

C'est mon père qui l'a façonné, poussé jusqu'à le maltraiter, pour qu'il fasse son chemin dans le cyclisme. C'était parfois violent, mais on sentait, aussi, tellement d'amour. Très vite, de cet amour-là, j'en ai voulu ma part. J'ai voulu plaire à mon père, exister dans son regard, y susciter à mon tour une lueur de fierté, tout en cherchant à me débarrasser de son autorité. J'ai voulu ressembler à mon frère, jusqu'à vivre les mêmes conneries, et le dépasser en réussissant ce qu'il n'était pas parvenu à accomplir. J'avais une vision si romanesque des choses à l'époque...

> » C'est mon père qui l'a façonné, poussé jusqu'à le maltraiter, pour qu'il fasse son chemin dans le cyclisme. C'était parfois violent, mais on sentait, aussi, tellement d'amour.

Mon père était flic. Il a fini sa carrière comme inspecteur divisionnaire. Fils de paysan de Landeleau, dans la région de Quimper, il avait rêvé dans sa jeunesse de devenir cycliste. Mais, par manque de moyens financiers, il avait dû renoncer. À la naissance de son premier garçon, il a décidé d'en faire un champion. C'était pensé, rationalisé. Pour pouvoir accompagner Pierre-Henri, il a passé son brevet d'État de préparateur physique. Initié avec mon frère, ce plan allait m'être aussi appliqué. Mais avec une variante : avec

[1] Erwann Menthéour, *Secret défonce, ma vérité sur le dopage,* Paris, JC Lattès, 1999.

moi, il a feint de ne pas vouloir me pousser vers le vélo, faisant croître ainsi, en moi, l'envie. Lentement. Sûrement.

D'abord, il m'a fait faire de la natation, comme ma sœur, qui l'a pratiquée à haut niveau. Une discipline choisie pour moi, à dessein. Elle développe le squelette, l'architecture musculaire et l'appareil moteur : les poumons, le cœur. Le meilleur sport qui soit pour les gosses. Ça a duré 7 ans, de mes 6 ans à mes 13 ans. Puis, il m'a mis à l'athlétisme. Ensemble, on travaillait le 200 m, le 400 m et plus particulièrement le 1 000 m. Après m'avoir développé le cœur, il me le musclait. Il voulait m'endurcir aussi, cela faisait partie du plan. Sur cette distance de 1 000 m, je suis descendu jusqu'à 2 min 32. Une petite perf' pour un gamin de 15 ans, que je serais totalement incapable d'atteindre aujourd'hui. Mon père m'a amené là. J'étais heureux alors, et fier. Fier d'exister à ses yeux, fier de lui faire plaisir.

» Après m'avoir développé le cœur, il me le musclait. Il voulait m'endurcir aussi, cela faisait partie du plan.

Il ne me restait plus qu'à ressembler tout à fait à mon frère. Le jour où j'ai annoncé à mes parents que je voulais me lancer dans le vélo, j'ai fait exactement la demande que mon père attendait.

Année 1988. Ma première saison en cadet. Une année extra. J'ai perdu haut la main mes trois premières courses, puis j'ai enchaîné neuf victoires, huit deuxièmes places et j'ai fait sept fois troisième. J'étais monté sur un vélo pour un tas de raisons, et je découvrais l'incroyable plaisir que l'on pouvait y prendre. J'ai adoré le sentiment de plénitude que l'on ressent au paroxysme de l'effort, et dont la souffrance fait partie intégrante. Aujourd'hui, il m'arrive souvent de penser à ces sensations que je ne connaîtrai plus jamais, parce qu'elles ne sont accessibles que par le sport de haut niveau. Ce sont des moments indicibles de jouissance, de puissance, de parfaite harmonie. Il n'y a que ce que l'on fait qui compte. L'esprit sort du corps, et on avance. Comme si Dieu lui-même – s'il existe – soufflait une brise sacrée dans nos voiles. Dans une année, ces instants de grâce se comptent sur les doigts d'une main. Pour le reste, la saison se partage entre 40 jours à avoir mal, et 200 autres à souffrir, à refaire les mêmes gestes à l'entraînement, encore, toujours. C'est le seul moyen de renouer avec une de ces occasions miraculeuses qui vous ouvrent furtivement les portes de l'absolu. Sentir, revivre ça, ne serait-ce qu'une fois encore, c'est le moteur de tout athlète. Ça dépasse tout.

J'ai gardé en mémoire le goût du jus d'orange tout frais et délicieux préparé par mon père le matin. Il fallait que je le boive au réveil, dès qu'il l'avait pressé. Il y ajoutait de la propolis et de la gelée royale. Me faire plaisir n'était pas seulement le but. Mon père connaissait les effets de l'alimentation sur les mécanismes du corps, ses filières cardiaques, chimiques... C'est une donnée que j'ai donc intégrée très jeune, comme j'ai intégré aussi, très vite, dans mon petit cerveau de gamin, que pour améliorer ses performances, il y a toujours un moment où il faut prendre « quelque chose ». Pierre-Henri n'y a pas échappé. Toujours collé à ses basques quand il était chez nous, admiratif et avide de lui, de ce qu'il était, impatient de rentrer dans son monde, je scrutais tout ce qu'il faisait, cherchant toujours à savoir pourquoi. Pourquoi il prenait tel ou tel produit ? Pourquoi à ce moment-là ? À force de curiosité, de questions et, dès l'adolescence, de recherches personnelles dans des bouquins spécialisés, j'en connaissais long comme des pages du Vidal sur un paquet de substances, les posologies, les effets sur l'organisme, alors même que je n'avais encore touché à aucune.

» Dans une année, ces instants de grâce se comptent sur les doigts d'une main. Pour le reste, la saison se partage entre 40 jours à avoir mal, et 200 autres à souffrir, à refaire les mêmes gestes à l'entraînement, encore et toujours.

« Erwann Menthéour, Erwann menthe à l'eau. » Les coureurs adorent se donner des surnoms. Le mien, hérité de mon frère, avait sans doute un petit accent ironique : certains ne voulaient pas croire qu'en sachant autant de choses sur les subtilités de la pharmacopée, je roulais « propre ». Pourtant, jusqu'en 1993, ce fut le cas.

Dans *Secret défonce*[1], j'ai décrit le processus qui entraîne tous les coureurs à se doper un jour ou l'autre. Le néophyte ayant un tant soit peu de talent croit toujours, au début, qu'il peut rouler sans se doper. Jeune, entraîné, son organisme est frais, il récupère vite et arrive à gagner des courses en rivalisant avec les meilleurs, même si ceux-là sont chargés. Puis avec l'augmentation de la fréquence des courses et de l'intensité de l'entraînement, un fossé finit par se creuser avec ceux qui se « soignent ». Alors le jeune coureur consent à se laisser piquer.

Dans la seringue, il s'agit d'abord de vitamine B12, de fer, d'acide folique ou d'ATP (adénosine triphosphate, le « carburant » musculaire). Une thérapie bénigne qui aide à terminer une épreuve, à récupérer, à dépasser ses limites naturelles en palliant la surcharge de travail et les pertes énergétiques. C'est la première étape du dopage.

[1] Erwann Menthéour, *Secret défonce, ma vérité sur le dopage*, Paris, JC Lattès, 1999.

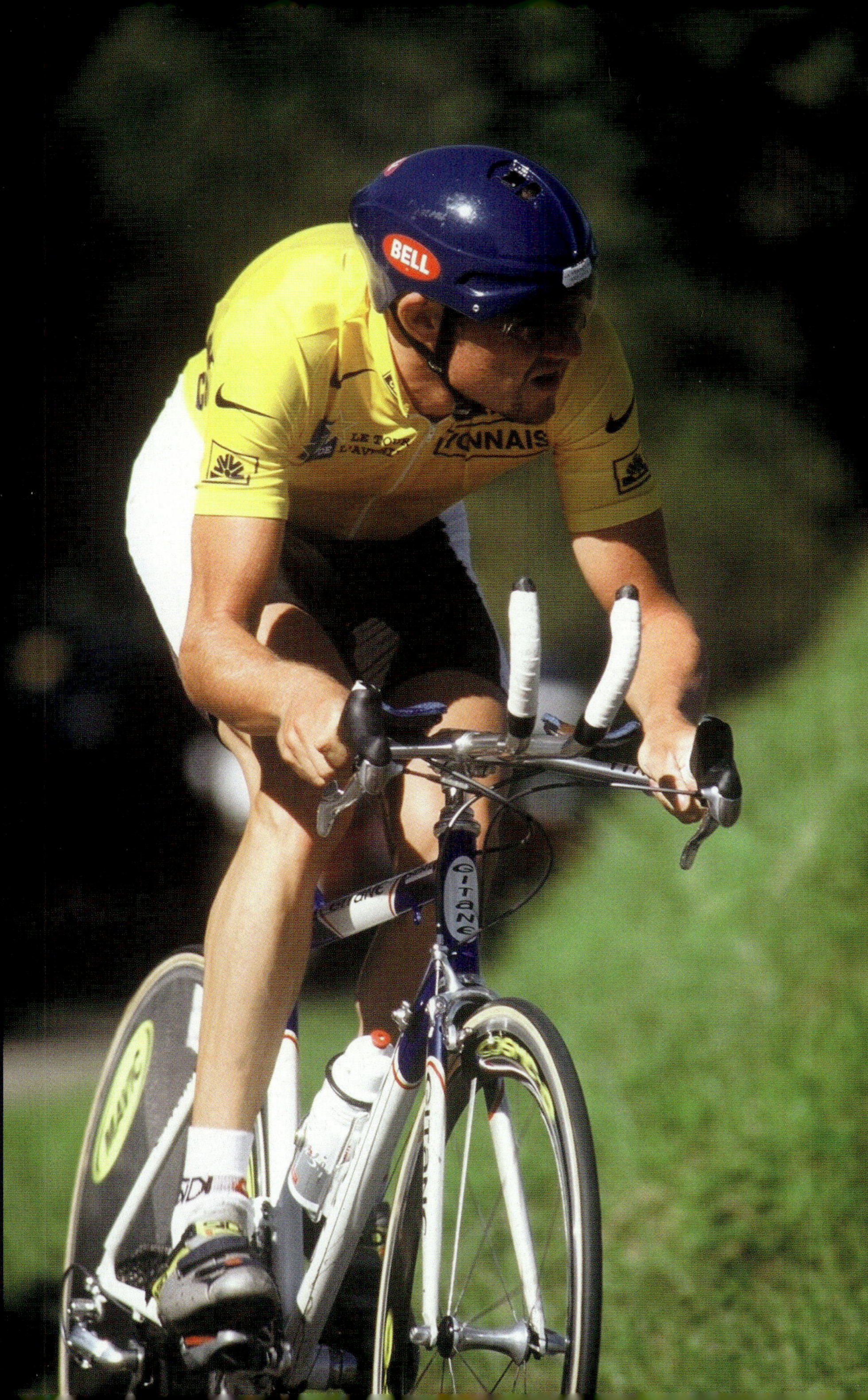
BELL
Gitane

La deuxième est vite franchie : puisque l'activité est améliorée avec des produits de récupération, on passe vite, par exemple, à un comprimé de Solupred, un corticoïde banal. Puis on augmente la dose et, avec l'accoutumance, on finit par passer à des produits plus lourds. Par amour du vélo, par goût de la victoire, tous finissent par céder, un jour ou l'autre. Je n'ai pas fait exception. C'était la règle du jeu. Le prix à payer.

Pour passer professionnel, j'avais besoin de faire un résultat. En 1993, une semaine avant les Trois-Jours de Rennes, je me suis donc fait ma première injection de Kenacort retard de 40 mg[1]. Un produit encore plus banal que le Guronsan dans le peloton. Il agit comme un euphorisant et donne une impression de puissance accrue. L'effet dure 3 semaines. Et puis, au cours des années qui ont suivi, j'ai ajouté à mon ordonnance des anabolisants, des amphétamines, des cures d'hormones de croissance, de l'EPO.

J'en étais même arrivé à un stade où je ne pouvais plus concevoir l'effort physique sans avoir pris quelque chose. Je ne pensais plus qu'aux produits. Dans les moments les plus sombres de ma carrière, sans une dose d'amphétamines, je n'arrivais même plus à me lever le matin. J'étais accro.

> » Les cyclistes sont des cavaliers de l'impossible. Dans une épreuve de montagne, ils peuvent consommer en énergie l'équivalent de trois marathons en une journée.

J'étais un jeune pur-sang, élevé dans la conscience de la sacralité du corps, mais qui ne voulait pas de règle, et qui a voulu voir jusqu'où il pouvait aller trop loin.

Les cyclistes sont des cavaliers de l'impossible. Dans une épreuve de montagne, les professionnels peuvent consommer en énergie l'équivalent de trois marathons en une journée. Quand j'entends les gens dire que ce sont tous des drogués, ça me fait mal. Il n'y a pas un coureur qui ne mérite le respect et l'admiration, quand bien même il triche. Même dopé, il faut les gagner, les courses ! Lance Armstrong n'est pas Bernard Hinault ni Eddy Merckx, mais il est le recordman des victoires du Tour de France. Il a souffert dans sa chair, dans sa tête, se privant de tout pendant 10 ans. Il fallait avoir le moteur pour faire ce qu'il a fait. Il n'y a pas quinze types dans l'histoire dantesque du Tour qui auraient pu accomplir ce qu'il a réussi. Même en roulant au même sirop. On peut mettre ce que l'on veut dans le cul d'un cheval en bois, ça n'en fera jamais un cheval de course.

Le cyclisme a non seulement fait entrer la médecine dans le sport de haut niveau, mais il a aussi servi de terrain d'expérimentation où science et connaissances empiriques se

[1] Il s'agit de triamcinolone, un corticoïde utilisé dans le traitement des allergies, des tendinites...

sont toujours étroitement mêlées. J'ai appris par exemple comment nettoyer et régénérer mon organisme afin d'optimiser les effets du dopage. Je me suis soumis à des protocoles où pouvaient se combiner jeûne, cure de radis noir et une gorgée de whisky avant d'attaquer 3 jours de diète, à ne manger que des fruits acides pour nettoyer profondément cet organisme que je m'appliquais si bien à souiller ensuite. Pour peu que l'on s'intéresse de près à ce qu'on nous demande de faire, on comprend que ces alchimies incongrues s'inspirent autant de l'allopathie que de la naturopathie, de l'homéopathie, de l'organothérapie, de l'hémothérapie, etc. Le tout relevé d'une pointe de simple et pur bon sens.

Dans la démarche de réussite absolue qui était alors la mienne, j'ai d'abord suivi ces conseils les yeux fermés jusqu'à boire ma propre urine[1]. Et puis j'ai cherché à comprendre. Cela m'a donné des connaissances et, aujourd'hui, des convictions. Je sais les incroyables ressources du corps, celles de l'esprit, leurs liaisons intimes, et comment l'un conditionne l'autre.

» Pour réussir dans cet univers féroce, violent, il faut être très fort, sans état d'âme, et surtout ne pas trop se poser de questions.

En novembre 1997, tous mes contrats ayant capoté les uns après les autres, j'ai définitivement tiré ma révérence. Mon dernier fait d'armes remontait au mois de septembre précédent sur le Tour de l'Avenir, que j'avais quitté, sur blessure, le maillot jaune sur le dos. J'avais 24 ans, l'âge où beaucoup d'autres passent professionnels. Avec le recul, je considère que ce fut ma chance. Si j'avais continué une année de plus, je serais peut-être allé à ma perte. Pour réussir dans cet univers féroce, violent, il faut être très fort, sans état d'âme, et surtout ne pas trop se poser de questions. Cela faisait quelque temps déjà que je pédalais en danseuse au bord du gouffre. J'étais à bout. Mais arrêter n'enraye pas la souffrance. J'avais structuré ma vie autour, pour et par le vélo, et d'un coup, plus rien. Juste moi. Seul face à cette petite mort.

Il faut surtout vivre sans ses doses quotidiennes d'endorphines, de sérotonines, sans l'adrénaline que procure la pratique continue et intensive de l'effort physique. Et puis il y a le sevrage du dopage. Se doper modifie le rapport au monde. Un cycliste qui a les jambes lourdes prend un comprimé de Daflon (un vasodilatateur commun). Il ressent une légère

---

[1] Chargée en toxines, l'urine est bue diluée. Le corps va alors surcompenser en éliminant plus de toxines. Empirique mais, dans ce cas, efficace. Les marins et les alpinistes utilisent aussi leur urine pour nettoyer leurs plaies. Pratiquée depuis au moins l'Antiquité, mais pas scientifiquement reconnue, l'urinothérapie ne peut être considérée comme une panacée.

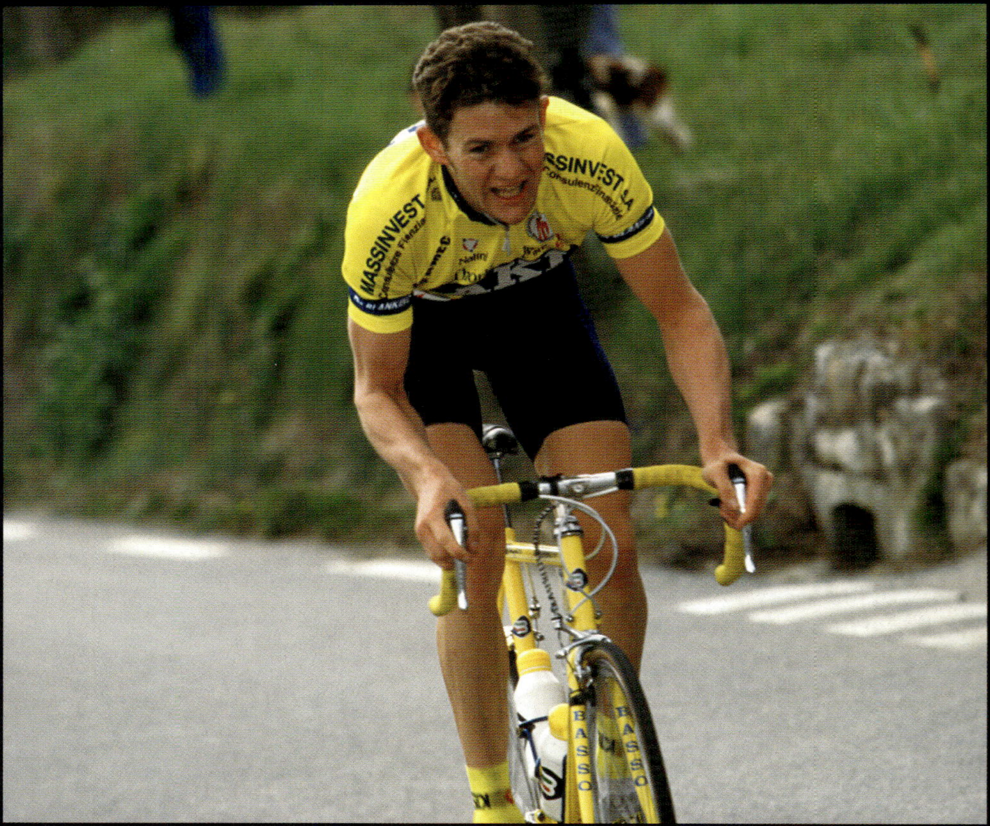

douleur, une tension, pour chaque petite gêne, il sait qu'il y a un remède, une solution pour faire passer ce qui n'est pas forcément un problème, mais qui peut le devenir. Ces associations médicamenteuses, qui peuvent combiner jusqu'à trente produits par jour, à des doses qui n'existent pas dans la vie normale, finissent par créer des malades et des fous, bons pour l'hôpital psychiatrique. Il n'y a pas de mots pour exprimer ce qu'on ressent. Vulnérable, affaibli, on devient parano. En juin 1997, 5 mois avant l'arrêt définitif de ma carrière de cycliste, je venais d'épouser Stéphanie. Trois ans plus tôt, elle m'avait donné Margaux (née le 24 novembre 1993), un petit bout de chou doté d'une incroyable force de vie. Née avec un laparoschisis, une malformation consistant en une fente au niveau de l'abdomen laissant passer les intestins, elle avait eu à défier la mort dès son arrivée sur terre. Qu'elle ait gagné ce combat fut une lumière dans mon ciel plombé, la seule grâce qui soit parvenue à m'extraire de mon trou noir et glacé, de mon spleen abyssal.

LES SIRÈNES DU SHOW-BIZ

Lorsque je suis définitivement descendu de vélo, je pesais 64 kg. Deux ans plus tard, j'étais passé à 98 kg. Je m'étais mis à picoler, j'allais au resto deux fois par jour. Je ne faisais plus de sport, mais je n'avais pas abandonné pour autant les substances illicites. Je vivais en artiste. Le vélo m'avait déglingué mais sans tuer le gosse qui pensait devoir prouver des choses au monde entier, qui voulait qu'on le regarde, qu'on l'aime et qui avait gardé intact au fond de lui le rêve de devenir chanteur. Si ma mère n'avait pas suivi mon père de son Algérie natale jusqu'en Bretagne, elle aurait fait une carrière de chanteuse d'opéra. C'est à elle que je dois d'avoir appris à jouer du piano et à placer ma voix.

En 1998, je commence à bosser avec un groupe à Brest. Cette année-là, je finis de me marginaliser complètement dans l'univers du cyclisme. Le point de départ : une interview accordée en janvier à Lionel Rosso, sur Europe 1, dans laquelle je balançais sur le dopage. Immédiatement, mes ex-collègues et camarades de route protestent, se défendent, nient et, bien sûr, me dénigrent. De petit « Mozart »[1] du vélo, je deviens un charlot. Alors j'écris.

Secret défonce, ma vérité sur le dopage paraît en février 1999[2], 8 mois après que l'affaire Festina a éclaté lors du Tour de France 1998. Avec ce témoignage, je voulais que les gens prennent conscience que la société avait le sport qu'elle méritait. J'interrogeais la place de l'homme et, entre les lignes, je militais, déjà, pour une approche humaniste des choses, que ce soit dans le vélo ou en dehors. J'y avais mis toute la férocité du sportif lorsqu'il se sent capable d'engager un gros combat. Je n'avais pas peur, je me sentais libre. Par ce livre, je signais ma lettre de rupture avec le cyclisme et, en même temps, mon entrée dans le cirque médiatique. En 6 mois, j'ai été invité deux fois au Journal de 20 heures et j'ai fait le tour des talk-shows télé. Au total, j'ai donné plus de cinquante interviews. Dans le miroir cathodique qu'on me tendait soudain, je me suis vu beau, charismatique. J'avais 25 ans, j'étais bouffi d'orgueil, d'envies, de contradictions. J'étais un petit con sans méfiance ni calcul, qui pensait avoir compris les choses de la vie. Je me suis engouffré dans les portes qui s'ouvraient devant moi. J'ai profité de toutes les opportunités de rencontrer

» Lorsque je suis définitivement descendu de vélo, je pesais 64 kg. Deux ans plus tard, j'étais passé à 98 kg.

[1] Surnom utilisé par les auteurs du *Livre d'or du cyclisme*, Paris, Solar, 1998.

[2] Erwann Menthéour, *Secret défonce, ma vérité sur le dopage*, Paris, JC Lattès, 1999.

les manitous des grandes maisons de disques. Convaincu que je pouvais séduire n'importe qui, ignorant que cela avait un prix.
En octobre 2001, j'ai fini par décrocher un rendez-vous avec le patron de NRJ, Max Guazzini. Reçu rapidement, congédié poliment, il m'a fait comprendre que je n'avais pas les chansons pour plaire au public. Mais 2 jours après, sa secrétaire me rappelait et, fin novembre, je signais un contrat chez Universal. Mon assurance pleine de morgue conquérante, qui masquait mal une nature de mec fragile, à fleur de peau, avait séduit Guazzini. Candeur et férocité, c'était le paradoxe que je cultivais alors, imaginant que là résidaient ma différence, ma force pour aller plus vite jusqu'au bout de mon rêve. C'était mon talisman contre une fatalité qui me répugnait : celle de devoir rentrer dans le rang.

» Candeur et férocité, c'était le paradoxe que je cultivais alors, imaginant que là résidaient ma différence, ma force pour aller plus vite jusqu'au bout de mon rêve. C'était mon talisman contre une fatalité qui me répugnait : celle de devoir rentrer dans le rang.

En janvier 2002, est sorti mon premier titre, *J'aurais dû*. Il est rapidement passé sur toutes les radios, se classant dès février dans les meilleures ventes du Top 50. Je ne le savais pas encore, mais les 3 années à venir allaient être un pur chaos. Dès le début de ma collaboration avec Universal, ce fut la guerre. Le single était sorti, mais tous les titres que je proposais pour l'album étaient refusés les uns après les autres. La musique était pour moi un cri, je défendais l'idée d'un album rock plutôt âpre et radical. Mais on me poussait à toute force vers un tout autre registre. On me voyait en crooner chanteur de variétés. Le bras de fer était permanent. En parallèle, je vivais la fin, douloureuse mais inévitable, de ma belle histoire d'amour avec Stéphanie. À ce divorce s'en ajoutait un autre. Je rompais aussi avec ma terre, la Bretagne, et ce faisant avec une part de mon enfance, de mon histoire, pour m'installer définitivement à Paris où, début 2003, je démarrais enfin l'enregistrement de quelques titres.
Financièrement, j'étais pris à la gorge, il fallait que je termine cet album en gestation depuis presque deux ans. *Un ange, un frère, une sœur* est finalement sorti en juin 2004, mais c'était loin de ce dont j'avais rêvé. Ce disque suintait le consensus, la demi-vérité. À vouloir plaire à tout le monde, on ne plaît à personne. J'étais frustré, en colère. Je ressentais à nouveau, comme dans le vélo, cette sensation amère de n'être qu'un pion qu'on

déplacé à sa guise. J'avais mis une immense énergie à séduire un monde qui, au final, m'avait baisé. De façon hygiénique, sans faire de sentiment, comme une pute. On m'avait « aimé » juste à la hauteur de ce que je pouvais rapporter. Je me suis cogné à cette réalité blessante alors que je ne me sentais animé que par un besoin fraternel, affectif, par la nécessité de croire en l'autre... En mec qui n'attend rien des autres, en mec qui attend tout des autres.
Mais il y avait pire. J'étais amoureux d'une femme qui, peu après notre rencontre, s'était retrouvée en chimiothérapie. Maladie de Hodgkin, stade 4. Kristel luttait depuis des mois contre ce cancer des ganglions qui semblait jouer avec elle comme un chat avec une souris. Alors que j'étais en tournée dans les Zénith, en première partie de Calogero, il l'amenait pour la seconde fois à tutoyer l'abîme. Elle, entre la vie et la mort, et moi, déchiré, au bord du chaos, torturé par l'idée que si ça marchait pour moi sur scène, je serais en dette avec le destin. Il exigerait son dû... Kristel. Face à sa souffrance, je ne pouvais pas verbaliser la mienne, dire l'horreur de mon impuissance et ma terreur de la perdre. J'étais comme un guerrier sans arme, trimbalant dans ses tripes une bête à l'agonie.

PRISE DE CONSCIENCE

Rouler à fond les deux pieds sur l'accélérateur, sans regarder dans le rétroviseur, sans jamais me préoccuper de mes passagers, j'avais passé un bon quart de mon existence les yeux fixés sur une route que je pensais être la mienne, passant sans réfléchir de sommets en gouffres, cumulant avec insouciance les excès, me jouant de mes incohérences, confondant allègrement liberté et fuite en avant. Mais on ne double pas impunément la vie. Le temps est à sa main, elle vous rattrape toujours. Premier avertissement en 2002, quand on m'annonça que j'avais de sérieux problèmes de santé. J'y ai vu une logique. Une part de moi avait voulu croire que cela n'arriverait jamais, mais je m'étais trop consommé dans ce sport impossible qu'est le cyclisme, j'avais pris trop de substances toxiques (les stupéfiants circulant dans le show-biz donnent l'illusion de tromper la poisseuse solitude qui règne dans cet univers froid et sans fraternité) pour ne pas soupçonner qu'au comptoir de l'existence une ardoise m'attendait. La maladie de Kristel fut pour moi une horrible injustice, une sanction absurde. J'avais joué les trompe-la-mort, mais elle ? Elle n'avait rien fait pour mériter ce cancer, rien qui justifie qu'elle meure à 22 ans. Reprenant mes habitudes anciennes, j'interrogeais les médecins sur le détail des protocoles, sur le

> » On ne double pas impunément la vie. Le temps est à sa main, elle vous rattrape toujours.

pourquoi de telle option plutôt qu'une autre, sollicitant l'avis d'amis praticiens, cherchant dans la littérature spécialisée quels mécanismes physiologiques étaient sollicités, quelles en étaient les implications, les conséquences. C'est aussi à ce moment-là que je me suis intensément intéressé aux médecines alternatives, afin de tenter de trouver des solutions pour pallier les effets secondaires, pour optimiser les traitements, éviter autant que possible les éventuelles séquelles. Pour Kristel, qui était au plus mal, pour moi qui l'accompagnait, c'était une façon d'agir et non plus simplement de subir. Je me suis plongé dans la lecture de *Guérir* de David Servan-Schreiber[1], dans les ouvrages de Daniel Kieffer, dont *L'Homme empoisonné*[2] et l'*Encyclopédie de revitalisation naturelle*[3]. Ce dernier est le président de la Fédération française de naturopathie et dirige le collège européen de naturopathie traditionnelle holistique, il est aussi connu pour ses études médicales très pointues sur la nutrition, notamment l'action du sucre et des protéines animales, surtout celles du lait, sur le développement des tumeurs. Durant toute l'année 2004, dans la phase la plus aiguë de la maladie, Kristel et moi avons donc banni tous les laitages et les sucres rapides de notre alimentation (voir chapitre 2). À la seconde rechute de Kristel, j'ai senti que le staff médical était perdu. Une maladie de Hodgkin au stade le plus aigu, avec deux récidives précoces, c'était un cas extrême, un de ces cas qui bousculent les médecins, qui mettent à mal leurs certitudes et les amènent aux limites de leur savoir, de leur pouvoir. Moi qui ne crois pas, moi qu'on entendait chanter alors sur toutes les radios *Dieu est mort,* j'en étais arrivé, chaque nuit, à implorer Son indulgence.

» Moi qui ne crois pas, moi qu'on entendait chanter alors sur toutes les radios *Dieu est mort,* j'en étais arrivé, chaque nuit, à implorer Son indulgence.

Début 2005, la santé de Kristel a commencé à s'améliorer. Moi, je sombrais. Je travaillais sur un deuxième album dont la réalisation promettait d'être aussi compliquée que pour le premier. Et puis il y avait ce mal-être sans mot, cette souffrance incandescente qui ne me quittait pas. Elle me cernait, elle m'enterrait. Je ne pouvais plus faire autrement que l'affronter. De nouveau, j'ai écrit. Un roman cri[4] où j'ai pu dire, enfin, ma peur de la mort. Deux mois après sa

---

[1] David Servan-Schreiber, *Guérir le stress, l'anxiété et la dépression sans médicaments ni psychanalyse,* Paris, Robert Laffont, 2003.

[2] Daniel Kieffer, *L'Homme empoisonné,* Paris, Éditions Jacques Grancher, 2003.

[3] Daniel Kieffer, *Encyclopédie de revitalisation naturelle,* Vannes, Éditions Sully, 2003.

[4] Erwann Menthéour, *Re-naissance,* Paris, JC Lattès, 2007.

ardition en mai 2007, j'étais papa pour la seconde fois. D'après ses médecins, Kristel n'aurai
amais dû tomber enceinte. J'entends encore l'un d'eux lui dire : « Si vous vous en sortez, vous
n'aurez jamais d'enfant. » En juillet 2010, Lou a soufflé ses trois bougies. Déjà...
Ce bébé « pied de nez », ce bébé miracle, m'a donné la force de renoncer à mes rêves de gloire, de quitter le monde de la musique où, bien qu'ayant sorti un album et plusieurs singles, j'avais l'impression de n'avoir rien accompli. Mes trois petites femmes, Kristel, Lou et Margaux, me donnaient l'occasion d'être meilleur, d'être grand, d'être tout simplement un homme en acceptant de prendre mes responsabilités. Je devais assurer le quotidien de ma famille maintenant. Je suis donc revenu à ce que je savais faire de mieux : du vélo.

TROISIÈME VIE

Quelques mois avant l'arrivée de Lou, en mars 2007, j'avais accepté d'assurer des cours de RPM™ (ou *cycling*), à savoir donner des cours un peu particuliers sur un vélo dans une salle de fitness parisienne. D'une durée de 50 min, chaque séance équivaut à une vingtaine

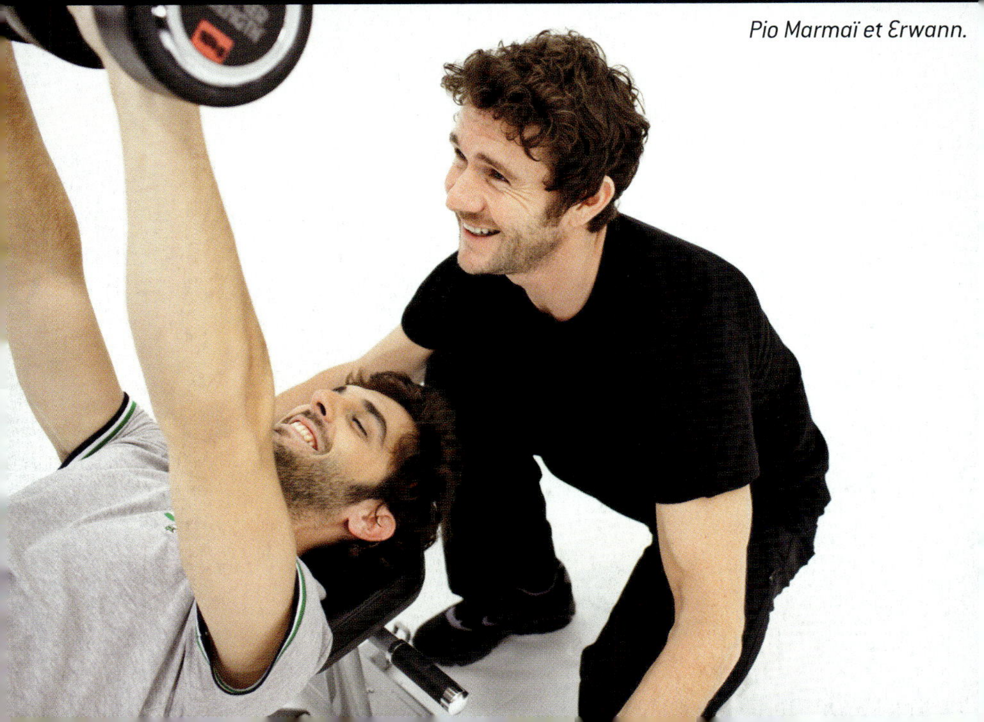

Pio Marmaï et Erwann.

> La discipline sportive, en nous permettant d'évacuer ce qui nous intoxique, nous recentre sur l'essentiel : le mouvement, le souffle, la vie.

de kilomètres où l'on pédale au rythme d'une musique stimulante, en contrôlant l'intensité de l'effort avec le cadran de résistance et la vitesse de rotation des pédales. Je fréquentais cette salle comme client depuis plus de trois ans. La décision de m'y abonner est un grand classique du genre : j'avais pris une claque en me voyant en maillot sur des photos de vacances. En plus, c'était au moment où je devais tourner des clips pour mon premier album. Il y avait alors urgence à faire quelque chose... Mais il y avait un besoin plus profond, qui se manifestait de façon insistante depuis quelque temps : celui de me retrouver de nouveau en phase avec ce corps que je persistais, encore, à malmener par mes excès. Un bon génie, tapi en moi, n'avait jamais cessé de me rappeler que la discipline sportive, en nous permettant d'évacuer ce qui nous intoxique, mentalement et physiquement, nous recentre sur l'essentiel : le mouvement, le souffle, la vie.

Je garde un souvenir très précis de ma première heure comme prof, dans une petite salle en sous-sol, sans fenêtre. Moi qui m'étais pourtant juré de ne plus jamais remonter sur une selle, je me retrouvais à nouveau les chaussures dans des cale-pieds, juché sur une bécane fixée sur une petite estrade. Je n'avais pas imaginé une seconde alors que, depuis cette simple marche, légèrement surélevée, face à une trentaine d'inconnus, ma vie allait prendre sens. Non seulement parce que je savais pourquoi j'étais là, mais surtout parce que, au cours de cette heure d'efforts intensifs, j'ai réalisé que je pouvais transmettre une chose précieuse : une force de vie.

J'ai fait cours en guerrier, y mettant une énergie folle, ne laissant pas aux gens le temps de réfléchir, les poussant dans leurs retranchements, les haranguant, les houspillant comme si c'était mes équipiers de course. Pour qu'ils aillent plus loin, je leur expliquais ce qui se passait dans leur corps, où ils en étaient. En dehors de cette salle, n'importe qui aurait pu me prendre pour un dingue, mais après ce moment condensé d'efforts et de transpiration, chacun est descendu de vélo avec le sentiment d'avoir vécu une expérience.

J'avais un but en rentrant dans cette salle, et c'est toujours le même que je poursuis quand je monte sur mon estrade, 4 jours par semaine. Je voulais emmener les gens de l'autre côté d'une porte que, en général, ils préfèrent éviter d'ouvrir : celle de la douleur. Le vélo développe la capacité des hommes non seulement à la supporter mais à la dépasser, pour ne plus avoir à la subir. Le cyclisme de haut niveau m'a appris ça. Ce cadeau qu'il m'a fait, je l'offre à mon tour aux autres. C'est une graine à faire pousser, c'est vital.

J'ai obtenu en retour une belle récompense : la confiance de ceux qui me faisaient la grâce de me suivre (à un rythme, je rassure tout le monde, qui n'a rien à voir avec celui du Tour de France !) et d'entreprendre ce voyage vers des ressources oubliées, enfouies, à la découverte de réponses cachées en eux. Certains à la fin des sessions ont commencé à venir me voir pour me demander un avis, un conseil pour améliorer leur entraînement, pour se préparer avant une course à pied ou à vélo, pour perdre du poids, pour tenter de comprendre ce qui « rouillait » leurs articulations ou ce qui pouvait leur permettre de récupérer au mieux après chaque séance, et progresser. Je leur faisais des recommandations d'ordre général, faisant appel aux règles de base de la préparation physique. Mais j'ai été rattrapé par l'idée que j'avais une responsabilité : si ces gens venaient à moi, c'est parce que j'étais un ex-pro. Je devais être à la hauteur du crédit qu'ils m'accordaient. J'ai donc ressorti mes livres, refait mon retard sur les dernières trouvailles et avancées en matière de préparation physique, de nutrition, cherchant les études les plus récentes pour me remettre à niveau, et prenant aussi l'avis de médecins experts pour recouper les données. J'ai pris ce travail de conseil très au sérieux, et j'ai commencé à mettre en forme, sur papier, des programmes adaptés à la demande de la personne qui me sollicitait. C'est ainsi qu'en marge de mes cours de RPM™, j'ai démarré mon activité de coach sportif professionnel.

À 35 ans, j'entamais une nouvelle carrière et me découvrais une aptitude inattendue : moi qui m'étais toujours tout permis, sans jamais rien permettre aux autres, j'apprenais que j'étais capable d'écoute, d'empathie.

On ne peut pas faire de coaching sans être curieux de son prochain. L'intérêt, en ce qui me concerne, n'est pas d'être le meilleur mais d'être juste, pertinent, pour chaque personne dont je m'occupe. Tout simplement. D'ailleurs, j'ai arrêté d'en demander plus, c'est un poison mortel pour le bonheur. Pour ma troisième vie, j'ai pris le parti d'être heureux parce que, comme l'a écrit Voltaire, c'est bon pour la santé.

» Pour ma troisième vie, j'ai pris le parti d'être heureux parce que, comme l'a écrit Voltaire, c'est bon pour la santé.

Au cœur de l'été 2010, au moment où j'ai commencé à travailler sur ce livre, j'ai passé quelques jours de vacances au bord la Manche, près de Deauville. De la maison, on voyait la mer. L'eau, la terre et le ciel offraient un tableau unique, aux couleurs sans cesse renouvelées, toujours splendides. Je ne pouvais m'empêcher de m'y arrêter chaque jour, et souvent les rires de Lou jouant avec Margaux et Kristel m'accompagnaient dans ma contemplation. Je me sentais vivant.

On ne prend que trop rarement le temps de mesurer ce qu'on a, de se recueillir sur l'émotion d'un instant, la beauté du présent.

La méthode fitnext

« Il n'y a de bonheur réel
que celui dont on se rend compte
quand on en jouit. »

Annie Ernaux

Une expertise, une philosophie, des valeurs

ÊTRE COACH, C'EST SAVOIR SE METTRE À LA PLACE DE L'AUTRE ET ANTICIPER SES ATTENTES. Je pratique avec mon vécu, mon expérience, et surtout sans jamais juger la personne qui se présente à moi. Dans les trois ou quatre premières phrases échangées, elle a déjà tout dit. Dans le décor qu'elle pose, je sais ce qu'elle veut cacher. C'est souvent, d'ailleurs, ce qui l'a précisément amenée à me rencontrer. Les gens, en général, viennent chercher un regard, une oreille, une complicité, une présence dans leur vie parce qu'ils se sentent isolés. Ils sont en quête de confiance, même ceux qui semblent en avoir à revendre ont besoin d'être rassurés. C'est humain. Moi aussi, j'ai laissé mon corps en friche, en souffrant de cet état, avec l'angoisse de ne pas pouvoir me reprendre en main. Moi aussi, j'ai perdu l'estime de moi, ma confiance, mes repères, le sens du bonheur. Dans les petits tracas dont ils me parlent, surpoids, manque de tonus, de vitalité, je perçois la même attente : être heureux.

» Moi aussi, j'ai laissé mon corps en friche, en souffrant de cet état, avec l'angoisse de ne pas pouvoir me reprendre en main. Moi aussi, j'ai perdu l'estime de moi, ma confiance, mes repères, le sens du bonheur.

Parmi les hommes et les femmes que j'accompagne, certains ont de graves problèmes, un lourd bagage, mais je constate que la majorité d'entre eux se met aux quatre cents coups pour des broutilles. Ils s'engluent dans leur histoire, leurs névroses, et c'est avec un gouffre dans la poitrine que j'en vois arriver certains. Leur pulsation de vie est sous anesthésie, la bonne nouvelle est qu'elle peut être réveillée. Mon premier geste est de leur remettre un questionnaire. Je les interroge sur leur âge, leur poids, leur passé sportif mais aussi leurs habitudes alimentaires, leurs caractéristiques physiques, leurs antécédents médicaux, et même leur caractère et leur groupe sanguin. En général, cela les surprend, mais il est essentiel pour moi de savoir comment la personne est, psychologiquement et physiquement, au moment où elle me sollicite. Sur cette base, j'établis un programme d'accompagnement sur mesure. On ne peut pas demander la même chose à tout le monde.

JE DIS TOUJOURS AUX GENS QUE TOUT EST POSSIBLE MAIS QU'IL Y A UN PRIX À PAYER. Il m'est souvent arrivé d'être sollicité par des personnes en souffrance à cause de leur surpoids. Parfois très gros, certains me disaient leur fantasme d'être aussi affûtés que Brad Pitt. Y parvenir n'est pas de l'ordre de l'impossible, mais cela ne se fait pas en quinze jours. En trois ans peut-être, et encore... C'est un travail long et difficile, c'est surtout un chemin ardu qui exige de bien comprendre ce qu'on fait, et pourquoi on le fait. Se poser ces questions est crucial. Qu'on soit en surpoids, ou pas d'ailleurs, imaginer qu'en devenant Brad Pitt on va se faire aimer est une grave erreur. Il ne sert à rien de vouloir ressembler aux autres. Je vois trop de gens en quête de résultat. Ils oublient que ce qui compte n'est pas le bout du chemin, mais le chemin lui-même (voir encadré ci-dessous). Le but de l'existence n'est-il pas de prendre conscience de ce qu'on est, du sens de ses actes ?

« Les souffrances psychiques d'aujourd'hui viennent pour beaucoup de cet impératif : l'individu vit dans la crainte de ne pas être à la hauteur des exigences élevées qu'il a désormais pour lui-même. La nouvelle étape du progrès serait d'avoir le droit de ne pas réussir ! [...] Ah, la société sage que ce serait, celle qui comprendrait que tout n'a pas nécessairement un but ; que le bonheur n'est pas nécessairement au bout du chemin mais dans le chemin lui-même. »

Denis Olivennes, « La tyrannie du succès », *Le Nouvel Observateur*, 19 août 2010.

Ayant tout cela en tête, j'ai tiré, avec le concours de médecins, une méthode inspirée des techniques du sport de haut niveau. Je l'applique sur moi, mes proches et les personnes que je coache. Cela donne aujourd'hui ce livre mais également une structure sur Internet : **fitnext.com**.

CHANGER, VIVRE AUTREMENT, MIEUX, EN BONNE SANTÉ, EN HARMONIE AVEC SOI ET AVEC LES AUTRES EST POSSIBLE. Il n'y a que le désir et l'envie. De mon histoire, j'ai appris que tout est une leçon, tout est bon à prendre pour grandir et évoluer, et que, sauf accident, rien n'est irréversible. Mais il faut compter avec la patience, le temps, la discipline. Trois mots tabous dans notre culture contemporaine où il nous faut tout, tout de suite. Sous la contrainte du métro-boulot-dodo, on est incapable de s'envisager autrement que dans des cycles de semaine en continu, ployant sous la charge d'un quotidien qui nous force à une fuite en avant asphyxiante. On n'a pas le temps de faire tout ce qu'on doit faire au bureau, à la maison, on peine à trouver un moment pour parler à ses amis, à ses enfants, faire une pause pour réfléchir à sa vie est un luxe, alors où trouver un créneau pour prendre soin de soi en faisant attention à son alimentation et en pratiquant régulièrement une activité physique ? C'est d'autant plus compliqué quand on a laissé longtemps son corps en jachère. C'est bien connu, moins on fait de sport, moins on a envie d'en faire. Plus on se nourrit mal, de plats sucrés, salés, gras, plus on en a envie... Difficile de se sortir de certains cercles vicieux, de changer ses habitudes sans faire un minimum d'efforts.

Fitnext.com s'appuie sur un logiciel conçu à partir de l'intelligence déployée pour accompagner les athlètes dans la performance. Mais il s'agit, ici, d'en faire un outil de santé durable.
Ce système expert est capable de traiter 3,5 millions de paramètres, de les interpréter, de les modéliser et, à partir de cette masse de données, de générer 40 000 profils différents. Il peut ainsi concevoir des protocoles, alimentaires et sportifs, personnalisés qu'il va réadapter en permanence, en prenant en compte, étape par étape, pas à pas, l'évolution de chaque individu.
Du sur-mesure et une volonté : s'affranchir des effets de mode qui donnent lieu à pléthore de méthodes diététiques et sportives « comètes », standardisées et rarement efficaces dans le temps.
L'idée est également d'offrir au plus grand nombre la possibilité de profiter de la qualité de l'échange qui se noue entre une personne et son coach. Ce privilège a un prix élevé aujourd'hui, fitnext.com a l'ambition de démocratiser l'accès au coaching, sans le dénaturer.

LA MÉTHODE QUE JE VOUS PROPOSE NE CHANGE RIEN D'UN COUP DE BAGUETTE MAGIQUE, ELLE EXIGE VOTRE CONCOURS, VOTRE ADHÉSION. Cela suppose que vous ayez parcouru un petit chemin au préalable. Le point de départ, c'est déjà de se mettre en tête que vous êtes unique, donc précieux. Soyez bienveillant avec vous-même. Ne pensez pas que vous devez trouver le temps de vous réconcilier avec vous-même, prenez-le ! Une fois que vous avez pris conscience que s'oublier est l'erreur à ne plus commettre, la méthode va vous donner un cadre pour parvenir à ce mieux-être auquel vous aspirez légitimement. Elle implique de la constance et du lâcher prise, mais également une certaine rigueur. C'est grâce à cela que vous allez comprendre des choses sur vous, que vous parviendrez à reconquérir l'estime de vous-même, à reprendre la maîtrise de votre corps, de sa chimie et, par là, de votre vie. En un mot, de trouver votre équilibre dans le déséquilibre du monde. Après cette expérience, vous ne vivrez plus de la même façon, vous n'envisagerez plus les choses comme avant. Vous ne subirez plus ce qui vous arrive. Vous ne serez plus le simple spectateur du film de votre vie, vous allez entrer dans l'écran et en devenir, ou en redevenir, l'acteur.

» Vous ne serez plus le simple spectateur du film de votre vie, vous allez entrer dans l'écran et en devenir, ou en redevenir, l'acteur.

Lorsque Kristel, ma compagne, luttait contre son cancer des ganglions, je me suis cogné à une vertigineuse incompréhension. Pourquoi, à 22 ans, alors qu'elle avait toujours mené une vie saine, se retrouvait-elle aux portes de la mort ? Les médecins soignaient son mal, je voulais en comprendre les racines. La lumière est venue de la naturopathie. C'est en cherchant là des réponses que j'ai compris toute l'importance de soigner son terrain.

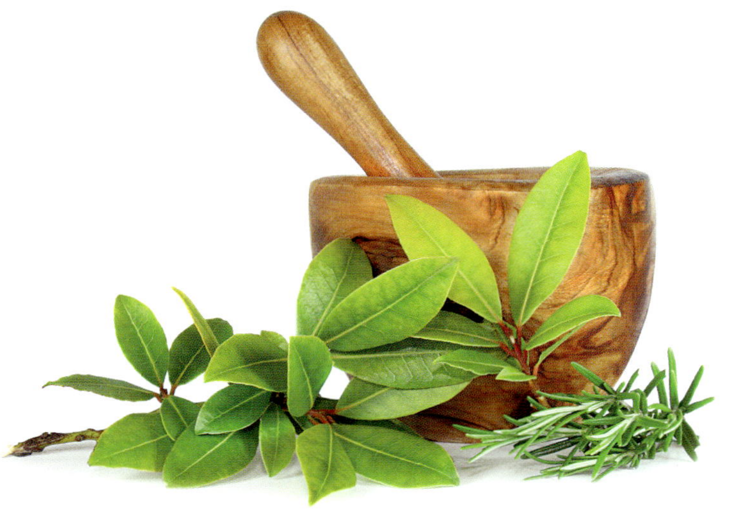

PRATIQUE MILLÉNAIRE, LA NATUROPATHIE EST FONDÉE SUR LE PRINCIPE SELON LEQUEL NOTRE ORGANISME POSSÈDE D'INCROYABLES CAPACITÉS D'AUTORÉGÉNÉRATION ET D'AUTORÉGULATION. Il dispose de moyens d'action particulièrement élaborés pour se défendre des agressions et se protéger des dommages qu'il peut subir au quotidien. Cette force, agissant tel un « médecin intérieur », dont Hippocrate avait eu l'intuition aux III et IVe siècles avant J.-C., a reçu en naturopathie le nom poétique d'énergie vitale. Celle-ci n'est pas la même pour tous, elle dépend de nos gènes, et fluctue en fonction de notre environnement, de notre âge, de notre histoire personnelle, de nos habitudes de vie, et surtout de notre alimentation, notre premier médicament. Du pur bon sens.

Il ne s'agit pas de dire que la naturopathie est capable de venir à bout de maladies graves comme le cancer, ce serait stupide, infondé et irresponsable. Ce n'est d'ailleurs pas le but de cette médecine dite « traditionnelle » qui ne se substitue en rien à la médecine allopathique, mais qui intervient en complément de cette dernière en agissant prioritairement à titre préventif.

Cette pratique, qui a nourri ma réflexion et qui traverse ma méthode dans la partie concernant la mise en place alimentaire, a l'avantage de faire de chacun de nous le premier gardien de son bien-être et de sa santé. Cette philosophie est en parfaite adéquation avec celle de **Fitnext.com**, à savoir :

- agir durablement au service de votre bien-être et de votre épanouissement ;
- vous responsabiliser afin de mieux prendre le contrôle ;
- respecter un juste équilibre en conjuguant alimentation saine, culture physique et relaxation ;
- vous faire progresser et vous encourager dans l'effort ;
- vous rendre libre et indépendant sans céder à la facilité des modes alimentaires et sportives.

L'objectif est donc de faire de vous les acteurs autonomes de votre forme, dans le respect des mécanismes naturels du corps et de l'environnement.

CE N'EST PAS UNE PROMESSE, C'EST UN ENGAGEMENT.

Comprenez votre corps

PRATIQUER UN SPORT À HAUT NIVEAU VOUS PLACE DANS UNE POSITION INÉDITE. Pendant les 10, 15 ans d'une carrière, votre corps est une Formule 1 dont vous devez avoir une parfaite maîtrise. Chaque changement, chaque réglage opéré à l'intérieur de la « machine » ou dû à un phénomène externe, le soin que vous apportez à sa maintenance au quotidien ont un impact sur ses performances. Cela vous apprend à vous connaître par cœur. Aujourd'hui encore, par exemple, je continue à percevoir avec une parfaite acuité une variation même minime de ma température, ne serait-ce que de l'ordre d'un demi-degré. Ainsi, en ce qui me concerne, passer de 37,3 à 37,8 n'est pas du tout neutre. Cela ne fait pas de moi, pour autant, un hypocondriaque patenté, mais juste quelqu'un d'hypersensible aux signaux qu'envoie mon organisme. La plupart des gens les ignorent, ou ne les ressentent même pas. Dommage, car maintenir ce dialogue avec son corps est précieux pour bien se porter et rester en bonne santé durablement.

» Maintenir le dialogue avec son corps est précieux pour bien se porter et rester en bonne santé durablement.

› Écoutez votre médecin intérieur

NE PRENEZ PAS UNE POUSSÉE DE FIÈVRE, UNE TOUX, DES NAUSÉES, DES VOMISSEMENTS, DES ROUGEURS, DES GONFLEMENTS DE LA PEAU OU DES ÉRUPTIONS CUTANÉES SOUDAINES POUR DE PÉNIBLES VOIRE INQUIÉTANTS DÉSAGRÉMENTS, CE SONT EN RÉALITÉ DES ALLIÉS, DES MESSAGERS UTILES. Ce sont des preuves de la capacité du corps à réagir face à des agressions microbiennes, bactériennes, virales, à des pollutions ou à des lésions, comme dans le cas d'une coupure qui va entraîner un phénomène de cicatrisation. Elles vous indiquent tout simplement que vos mécanismes naturels d'autodéfense ou de régénération sont bien à l'œuvre. C'est à l'intensité de ces réactions que l'on mesure ce que la naturopathie appelle l'énergie vitale ou, autrement dit, le niveau de performance de votre médecin intérieur. Lorsque ces signaux sont faibles ou quasi inexistants, c'est là qu'il convient de s'inquiéter. Cela signifie alors que le dialogue est rompu. Prendre une cuite et se sentir vaseux, mal, voire malade ensuite, est une pénible

mais excellente chose. Votre corps vous dit qu'il n'a pas apprécié et qu'il bosse dur pour surmonter cette épreuve.
En revanche, si vous êtes capable d'enchaîner le lendemain comme si de rien n'était, vous êtes sur une mauvaise pente. Celle de l'anesthésie de votre énergie vitale, du gel du dialogue avec votre organisme. Si vous ne l'écoutez pas assez ou plus du tout, il finit par ne plus se manifester, encaissant les coups que vous lui infligerez, acceptant les charges que vous lui mettrez sur le dos, sans broncher, jusqu'à l'extrême limite de ce qu'il pourra supporter, jusqu'à la rupture et le gros pépin de santé (accident cardiaque, cérébral, cancer...).

Mode centrifuge ou mode centripète, où en êtes-vous ?

Expectorer, se moucher, éternuer quand un agent étranger, potentiellement toxique, se présente ; suer, péter, être ballonné ou vomir après un gros repas ; si vous êtes volontiers sujet à ces manifestations, c'est que vous faites partie de ceux qui maintiennent une saine connivence avec leur corps. C'est sa façon de vous indiquer qu'il est vigilant ou de vous dire « attention » ou « stop », parce que vous ne le respectez pas. Vous êtes en mode centrifuge. Rassurant, à défaut d'être glamour.
Si, quand un microbe vous attaque, vous ne faites pas ou peu de fièvre, si les pollutions diverses vous laissent sans réaction visible, si, lorsque vous mangez trop, mal, votre organisme ne vous envoie guère de signaux, mais stocke ce que vous ingurgitez sans rien dire, c'est que le contact s'est rompu. Votre corps s'endort, vous avec. Vous êtes en mode centripète. Et ce n'est pas l'idéal.

Un environnement stressant, pollué, une alimentation déséquilibrée, voire anarchique, mettent votre énergie vitale sous pression ou bien, à la suite d'une maladie, d'un accident, elle se retrouve sévèrement amoindrie. Elle fluctue aussi en fonction de votre état psychique et physiologique, de votre parcours personnel, de votre héritage génétique et, avec l'âge, elle diminue inévitablement. L'ambition de ma méthode est de vous permettre de booster ou rebooster votre énergie vitale, clé de votre bien-être et de votre santé durable. Loin d'être un concept de gourou new age ou une marotte de gentil humaniste hygiéniste propre à faire sourire les esprits cartésiens, elle est une réalité physiologique.

Observée empiriquement depuis l'Antiquité, elle est depuis plus d'un siècle un champ d'études pour le monde scientifique. L'énergie vitale, c'est en effet cette dynamique qui habite nos cellules, et qui est partie prenante dans tous les phénomènes chimiques qui nous permettent de sentir, entendre, bouger, voir, aimer, comprendre, nous adapter, parler, guérir, grandir... En un mot : vivre.

› Tout est chimique

70 % DE MOLÉCULES H_2O, 30 % DE MOLÉCULES D'AZOTE, D'HYDROGÈNE, DE CARBONE ET D'OXYGÈNE. Ce cocktail chimique, c'est moi, vous, nous. C'est la composition de l'organisme humain. On est peu de chose, fondamentalement, l'équivalent d'un petit laboratoire au sein duquel à chaque nanoseconde se produisent quantités de phénomènes d'opérations complexes, de prodiges. Si nous voyons, entendons, sentons, c'est grâce à des interprétations chimiques, des échanges gazeux entre les deux parties de notre cerveau. Même le coup de foudre n'est que le résultat d'une alchimie cérébrale entre deux êtres, comme l'a si bien démontré la neurobiologiste Lucy Vincent dans son livre *Comment devient-on amoureux ?*[1]. Dans les phéromones dégagées par un partenaire potentiel, le cerveau va décrypter des messages sur le capital génétique, le système immunitaire, en un mot « sentir » si former un couple avec cet autre donnera une combinaison de gènes susceptibles d'assurer la survie d'un futur enfant, et donc la continuation de l'espèce. Pas très romantique, mais ce processus, qui dure théoriquement 3 ans, a (au moins) fait ses preuves au long des 3,3 millions d'années qui nous séparent aujourd'hui de l'apparition de l'une de nos plus célèbres ancêtres, l'australopithèque Lucy. Un bébé naîtra ensuite, non pas d'un chou ou d'une rose, mais de la division (qui est en réalité un processus de multiplication) de deux cellules, qui se subdiviseront encore, et encore, répliquant à l'envi notre ADN.

» Même le coup de foudre n'est que le résultat d'une alchimie cérébrale entre deux êtres.

NOUS COMPTONS EN NOUS CENT MILLE MILLIARDS DE CELLULES RÉPARTIES EN DEUX CENT CINQUANTE TYPES. Elles constituent tous nos tissus, nos organes, et ne cessent de se renouveler en permanence. Vingt milliards meurent chaque jour (une mort

[1] Lucy Vincent, *Comment devient-on amoureux ?*, Paris, Odile Jacob, 2004.

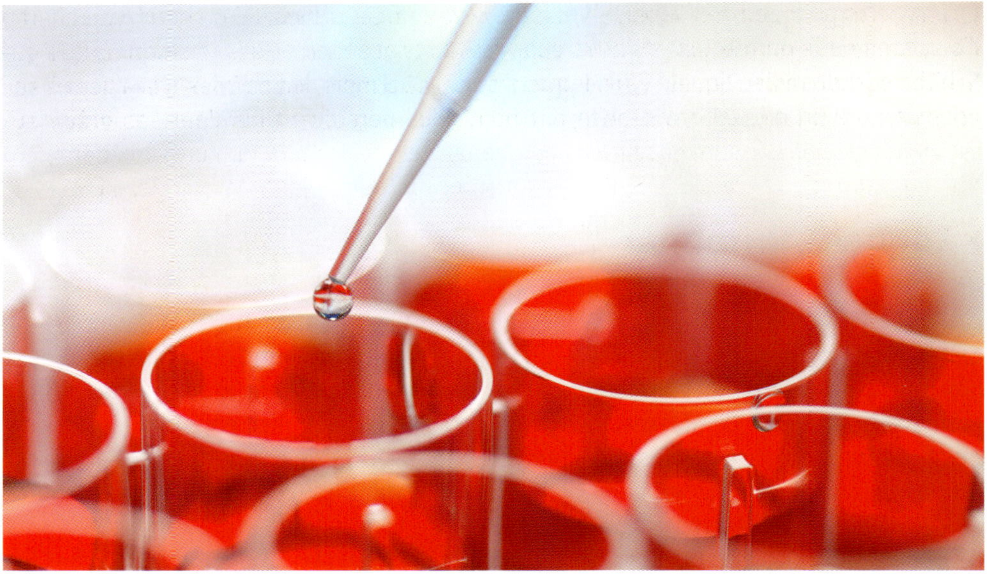

programmée : c'est l'apoptose), tandis que vingt millions d'autres se divisent chaque seconde, assurant la relève. Ce processus de destruction-reconstruction œuvre à la préservation de notre organisme. Cela signifie que nous ne nous réveillons jamais tout à fait pareils, jamais exactement dans la même peau. C'est le cas de le dire puisque les cellules de notre épiderme sont renouvelées intégralement en 28 jours environ, tandis qu'il faut 3 jours pour celles des intestins. Globalement, en une quarantaine de jours, une grande partie des cellules de notre corps sont régénérées, réinitialisées en quelque sorte. Sauf cas particuliers.

» Un globule rouge vit en moyenne 120 jours et les cellules du foie et des poumons de 400 à 500 jours.

Ainsi, un globule rouge vit en moyenne 120 jours et les cellules du foie et des poumons de 400 à 500 jours. C'est encore plus lent pour le cœur ou certains autres muscles. Les neurones sont une exception : ils sont irremplaçables et vieillissent avec nous. Lorsqu'ils disparaissent, c'est pour de bon. Ce qui fait que nous avons bien l'âge de nos neurones !
Lorsque le renouvellement cellulaire s'arrête, nous mourons. Entre-temps, ce cycle de naissance et de mort des cellules fait ce que nous sommes. Elles forment un système complexe, sont interdépendantes entre elles, utilisant hormones, diverses molécules

et enzymes pour communiquer, vivre, survivre, agir. Sensibles à l'environnement extérieur, elles nous permettent de nous adapter sans cesse. Ainsi, à la naissance, dès que le bébé sort du milieu liquide dans lequel il a baigné 9 mois, les cellules travaillent à son adaptation à un nouvel environnement dont elles perçoivent les données grâce aux influx nerveux émis par les organes des sens (sensibilité à la lumière, aux sons, aux odeurs, etc.). Cette plasticité cellulaire se poursuit tout au long de notre existence. Un exemple simple : lorsque nous montons en altitude, la concentration en oxygène dans l'atmosphère diminue. Résultat : on respire plus vite afin de compenser, jusqu'à ce que nos cellules s'organisent. Le rein va se mettre alors à sécréter une hormone (EPO) qui va transmettre un message à la moelle épinière où des cellules souches vont être spécialement recrutées pour fabriquer plus de globules rouges chargés de fixer l'oxygène. Ce processus s'arrête lorsqu'on redescend en plaine. Le surplus de globules rouges est alors progressivement détruit, en trois semaines environ.

» C'est ainsi que s'organise l'équilibre de notre santé. Les maladies surviennent lorsque ce processus dysfonctionne.

De même, lorsque nous sommes attaqués par un virus, notre système immunitaire est alerté. Aux avant-postes, nous trouvons les ganglions qui vont gonfler et produire des cellules qui formeront des globules blancs chargés de contrôler l'infection. Une fois que cette dernière est neutralisée, cette armée va être éliminée par l'organisme. Mais d'autres cellules, nées à ce moment-là, vont devenir des cellules mémoire qui, si le virus réapparaît, seront en mesure de répliquer encore plus fortement. L'action des vaccins consiste tout simplement à réactiver cette mémoire cellulaire.

C'est ainsi que s'organise l'équilibre de notre santé. Les maladies surviennent lorsque ce processus dysfonctionne, soit qu'on ne fabrique pas assez de cellules pour combattre un agent pathogène, soit que le processus d'autorégulation des cellules n'a pas lieu, laissant certaines proliférer, comme dans le cas des cancers. Pour que le renouvellement cellulaire se fasse de façon optimale, un certain nombre de paramètres doit être réuni. L'hygiène de vie en fait partie, et tout particulièrement notre alimentation, qui joue un rôle capital.

› Nous sommes ce que nous mangeons

CONNAISSEZ-VOUS LES PROSTAGLANDINES ? SANS DOUTE PAS. Pourtant, elles méritent toute votre attention. Ces molécules, qui agissent comme des hormones, sont des médiateurs majeurs de l'activité de nos cellules. On les retrouve au cœur de tous nos tissus et organes, œuvrant dans divers processus comme le tonus musculaire, les sécrétions gastriques ou encore la circulation sanguine, l'agrégation plaquettaire, la fertilité, l'immunité, et notamment les équilibres inflammatoires activés pour défendre l'organisme en cas d'agression.

Bon à savoir

Seuls 5 % et 6 % des cancers seraient liés à notre génétique. En réalité, c'est notre mode de vie qui serait la principale cause de cette maladie. Un rapport publié en 2004 par *The American Cancer Society* souligne que 6 cancers sur 10 pourraient être évités simplement en adoptant une bonne hygiène de vie. En 2010, le cancer a tué en France près de 148 000 personnes[1]. C'est la première cause de mortalité chez les hommes, la deuxième chez les femmes, selon l'Institut national du cancer. Si le taux de mortalité est en régression depuis 10 ans, en revanche le nombre de cancers n'a cessé d'augmenter depuis 1980. Selon les estimations de l'InVS (Institut de veille sanitaire), notre pays compte 350 000 nouveaux cas par an, et près de 3 millions de personnes sont aujourd'hui concernées par la maladie.

» Cette courbe inflationniste des oméga 6 a été suivie de l'explosion des maladies dites de civilisation.

Ce sont en effet les prostaglandines qui appellent à la rescousse les globules blancs lors de l'attaque d'un parasite, d'une bactérie ou d'un virus, elles qui aident à mobiliser les moyens de transport (en permettant la dilatation des vaisseaux) pour que les unités d'élite de notre système défensif soient déployées le plus rapidement possible. Dans cette phase dite inflammatoire, vous mesurez l'intensité du combat en constatant de la fièvre, des rougeurs, des douleurs, voire, dans les cas graves, la formation d'une tumeur. C'est que nos vaillants soldats ne lésinent pas sur les moyens pour détruire l'ennemi, tirant à coups de radicaux libres, de bactéricides, et autres protéines et enzymes hyperagressives. Une fois les envahisseurs éliminés, il convient de se débarrasser des cadavres, de restaurer les tissus endommagés et surtout de neutraliser nos

[1] William Reymond, *Toxic*, Paris, Flammarion, 2007, p. 58.

forces défensives dont les armes de destruction massive pourraient s'attaquer aux tissus sains. C'est là que les prostaglandines s'activent à nouveau pour recruter et missionner les agents anti-inflammatoires afin de maîtriser et désarmer les troupes de l'inflammation. Comment sont fabriquées ces prostaglandines ? Tout bonnement, et uniquement, à partir des acides gras que l'on trouve dans nos assiettes. Elles sont en effet les produits de la synthèse des oméga 6, contenues dans les produits laitiers et carnés, le maïs, le soja, les huiles végétales et hydrogénées, et des oméga 3, fournis notamment par les légumes verts, les graines de lin, de lupin, des huiles vierges, le poisson, mais également les viandes et les produits laitiers.

› Jamais l'expression « ne pas être dans son assiette » n'a été plus pertinente...

L'ÉTAT GÉNÉRAL DE NOTRE SANTÉ REPOSE DONC SUR LE SUBTIL ÉQUILIBRE CHIMIQUE ENTRE LES APPORTS EN LIPIDES PRO-INFLAMMATOIRES, QUE SONT LES OMÉGA 6, ET LES LIPIDES ANTI-INFLAMMATOIRES, LES OMÉGA 3, INSCRITS À NOS MENUS QUOTIDIENS.

Il est établi que notre corps fonctionne idéalement avec un ratio de 1 à 5 oméga 6 pour 1 oméga 3[1]. Or, en 50 ans, il est passé à 20 (voire 25) oméga 6 pour 1 oméga 3. Conséquence directe : cette courbe inflationniste des oméga 6 a été suivie de l'explosion des maladies dites de civilisation, que sont les allergies, le diabète, l'obésité, les cancers, les maladies cardio-vasculaires et auto-immunes, qui font toutes leur lit sur l'excès d'inflammation.

Les bienfaits des oméga 3

Ils sont aujourd'hui surtout connus pour leur action anticholestérol et pour favoriser une bonne tension, mais ils ont bien d'autres qualités. Ils ont une action anti-inflammatoire sur les articulations, ce sont des inhibiteurs de l'arthrose, des activateurs des lymphocytes T, ils empêchent la prolifération cellulaire et préviennent même les lésions du foie provoquées par l'alcool.

Une carence en oméga 3 entraîne : des maladies auto-immunes, des polyarthrites, du cholestérol, un risque majoré d'obésité, de prolifération cellulaire, et donc de cancer.

[1] Lire Pierre Weill, *Mon assiette, ma santé, ma planète,* Paris, Plon, 2010, p. 27-28 et 99-102.

Les racines du mal

L'ORGANISME HUMAIN OU ANIMAL N'EST PAS CAPABLE DE FABRIQUER CES OMÉGA 6 ET 3. Seules les plantes ont le pouvoir de synthétiser ces acides gras essentiels. L'avantage d'être au top de la chaîne alimentaire, c'est que nous avons le choix pour en trouver en mangeant directement les fruits de la terre, ou en dégustant la viande d'un animal qui s'en sera lui-même nourri.

Or, que constate-t-on ? Que dans nos assiettes modernes on fait de moins en moins de place aux légumineuses, légumes frais, huiles vierges, poissons gras naturellement riches en oméga 3, leur préférant la viande mais aussi le lait et les œufs (pourvoyeurs d'oméga 6) qui sont aujourd'hui de véritables « bombes inflammatoires ». En 30 ans, le ratio moyen d'oméga 6 qu'ils contiennent est passé de 3 à 15 pour 1 oméga 3. Tout cela parce que le spectre alimentaire des bœufs, vaches, poules, moutons, cochons, et même des poissons d'élevage dont nous nous régalons, s'est considérablement réduit au profit d'aliments dealers d'oméga 6. Ainsi que le souligne Pierre Weill dans son livre *Mon assiette, ma santé, ma planète,* « les herbes, graines de lin, de luzerne, de lupin, etc., toutes ces plantes riches en oméga 3 ont laissé la place (dans les auges des élevages) au roi maïs assaisonné de palme, de soja » mais aussi de blé gorgé d'oméga 6. Cette bande des quatre truste aujourd'hui le marché de l'alimentation des animaux.

> « On est passé de la plus belle des biodiversités à la plus réductrice des biomonotonies. »
>
> Pierre Weill

AVEC LE RIZ, CES CINQ PLANTES OCCUPENT DÉSORMAIS 50 % DES TERRES ARABLES DANS LE MONDE LÀ OÙ, IL Y A SEULEMENT 2 SIÈCLES, ON RECENSAIT PLUSIEURS MILLIERS DE PLANTES NOURRICIÈRES DIFFÉRENTES, ADAPTÉES AUX ÉCOSYSTÈMES LOCAUX, SOULIGNE ENCORE PIERRE WEILL. Cet ingénieur agronome constate amèrement qu'en un demi-siècle « on est passé de la plus belle des biodiversités à la plus réductrice des biomonotonies » mettant, *in fine,* en péril notre « biodiversanté ». D'autant que ces monocultures sont cultivées à grands coups de produits phytosanitaires et autres pesticides afin de produire un maximum de rendement.

De quoi se faire du mauvais sang

Tous contaminés aux pesticides et autres polluants environnants ? Sans aucun doute. Même à l'abri dans leur amphithéâtre de Bruxelles ou de Strasbourg, nos parlementaires européens ne sont pas épargnés. En 2004, souvenez-vous, l'association WWF avait prélevé un peu de sang de 47 élus européens, représentant 17 pays de l'Union, afin d'y faire une recherche sur 101 produits chimiques (pesticides organochlorés, PCB, retardateurs de flammes bromés, phtalates, PFO composés perfluorés, etc). Des traces de 76 d'entre eux avaient été retrouvées dans les globules rouges de nos édiles, avec une moyenne de 41 produits détectés par personne. WWF avait relevé que certains échantillons de sang contenaient des résidus de pesticides interdits en Europe depuis 20 ans !

Ces quatre grandes cultures modernes (maïs, soja, blé, palme) fournissent aussi la matière première nécessaire à la fabrication de la plupart des produits qui inondent les rayons alimentation de nos supermarchés. Le glucose-fructose tiré de la transformation du maïs, l'amidon modifié ou le dextrose issu du blé, les huiles de palme (première huile végétale consommée au monde) et de soja se retrouvent dans nos paquets de chips, corn flakes, biscuits salés et sucrés, margarines, confiseries, sodas, sandwichs industriels, plats cuisinés, etc.

L'accélération de l'industrialisation de notre alimentation depuis 1945 a provoqué deux révolutions majeures pour nos organismes.

› Deux révolutions majeures

Première révolution : les modes de production intensive

LES MODES DE PRODUCTION INTENSIVE EN EUROPE ONT INDUIT NON SEULEMENT UNE CHUTE DES DEUX TIERS DE LA FERTILITÉ DES SOLS MAIS AUSSI, ET CORRÉLATIVEMENT, UNE NETTE BAISSE DE LA QUALITÉ NUTRITIONNELLE DES ALIMENTS.
Selon un rapport publié en 2007 par l'association américaine *Worldwatch Institute*[1], la viande des animaux d'élevage est aujourd'hui plus grasse (avec, rappelons-le, plus de lipides type oméga 6) et moins riche en fer que la viande qui sortait des abattoirs

[1] William Reymond, *Toxic Food : enquête sur les secrets de la nouvelle malbouffe,* Paris, Flammarion, 2009, p. 97-98.

en 1960. Le blanc de poulet donne aujourd'hui moitié moins de vitamines A, en revanche il a gagné près d'un tiers de gras et plus de 20 % de sodium.
Même constat concernant les fruits et les légumes. Leur qualité nutritionnelle a chuté, en moyenne, de 30 % en 40 ans. Ainsi, les tomates ont perdu 30,7 % de leur vitamine A, 16,9 % de leur vitamine C, 61,5 % de leur calcium[1]. Autres exemples : les pommes. Il faut en manger trois aujourd'hui pour avoir les mêmes nutriments que nos grands-parents obtenaient en croquant une golden.

E comme éviter

Voici une liste regroupant uniquement les additifs suspects de haute toxicité pour l'organisme, inspirée de la synthèse proposée par Daniel Kieffer dans *L'Homme empoisonné*[2].

- **Accidents vasculaires : E 250, 251, 252**
- **Cancérogènes : E 131, 142, 210 à 218, 239**
- **Dangereux : E 102, 110, 120, 123, 124, 127, 129, 142, 152**
- **Toxiques pour le foie et les reins : E 230 à 233**

Bien d'autres existent, accusés de favoriser le cholestérol, de provoquer des perturbations digestives, intestinales, endocriniennes ou d'inhiber l'action de certaines vitamines.

Si ces produits ont aujourd'hui bien du mal à nous procurer les nutriments essentiels au bon fonctionnement de notre corps, en revanche ils se sont enrichis de quantités d'autres éléments, élaborés en laboratoire afin de prolonger leur vie, de leur donner plus de goût ou encore une jolie apparence : additifs, conservateurs, colorants, exhausteurs de goût, agents d'aromatisation, de texture, émulsifiants, épaississants, gélifiants... Tous reconnaissables à la lettre E précédant leur code chiffré sur les emballages. Parmi ceux-ci, certains sont anodins mais d'autres sont toxiques, au point même, dans certains cas, de provoquer des mutations de l'ADN. En tout état de cause leur efficacité s'avère redoutable. Au rayon des agents conservateurs, une démonstration de l'incroyable longévité d'un Big Mac avait été faite par Morgan Spurlock dans son film *Supersize Me.*

---

[1] William Reymond, *Toxic Food : enquête sur les secrets de la nouvelle malbouffe,* Paris, Flammarion, 2009, p. 97-98.

[2] Daniel Kieffer, *L'Homme empoisonné, op. cit.*, p. 32.

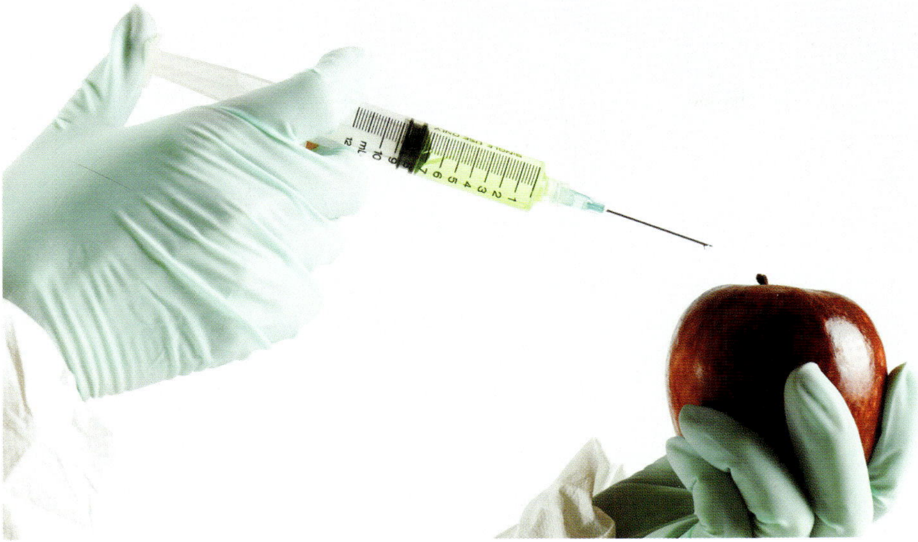

Mais un article paru dans le *Daily Mail* en octobre 2010 est allé encore plus loin. Le journal a publié le travail d'une photographe américaine, Sally Davies, qui a eu l'idée de prendre un cliché quotidien, pendant 180 jours, d'une portion de frites et d'un hamburger achetés chez McDonald's. Laissé sur une assiette et à l'air libre, au bout de 15 jours son Happy Meal ne montre aucun signe de moisissure, de dégradation, pas même d'odeur de pourrissement. Le plus étonnant, en regardant les clichés postés sur le Web, c'est qu'il est quasiment impossible de faire la différence entre le premier cliché, pris le jour de l'achat, et le dernier. La seule différence, rapportée par Sally Davies, c'est qu'il est « devenu dur comme un roc ». La direction de McDonald's a crié au canular et mis en cause l'honnêteté de la démarche. Info ou intox ? Chacun peut tenter l'expérience ! Cela dit, selon des scientifiques sollicités par la presse américaine, la chose serait possible grâce à une exceptionnelle saturation en agents conservateurs et/ou à une concentration très dense en graisses trans et une très faible teneur en eau (qui provoque le pourrissement). Cette dernière piste est peut-être la plus plausible, étant

» Une portion moyenne de frites de McDo contient 10,2 g d'acides gras trans, soit trois fois plus que le seuil maximal recommandé par les autorités sanitaires françaises.

donné qu'une portion moyenne de frites de McDo contient 10,2 g d'acides gras trans, soit trois fois plus que le seuil maximal recommandé par les autorités sanitaires françaises[1]. En général, l'industrie agroalimentaire se défend de mettre la santé des consommateurs en péril en arguant que la teneur en additifs et autres substances chimiques (dont les pesticides pour les fruits et les légumes) ajoutés aux produits est trop faible pour avoir un réel impact. Par article, c'est sans doute le cas, le problème, c'est que nous mangeons plusieurs fois par jour, sept jours sur sept… « Ce n'est pas seulement l'importance de la dose qui fait le poison, mais le temps d'exposition », relève André Cicolella[2]. Cet ingénieur chimiste, spécialiste de la santé environnementale, est persuadé que l'épidémie de maladies chroniques modernes est due à l'incessant bombardement chimique que nous subissons depuis 50 ans. Il a été le premier en France à tirer la sonnette d'alarme sur le danger du bisphénol, perturbateur endocrinien reconnu, fortement suspecté de favoriser certains cancers. Grâce à son action, ce composant chimique, qu'on trouve dans les tickets de caisse, comme dans les casques de moto, les films alimentaires, comme les bouteilles d'eau, est aujourd'hui interdit dans la fabrication des biberons. André Cicolella milite pour qu'il soit banni de la fabrication d'autres contenants alimentaires comme les bouilloires, canettes, conserves, puisque c'est par ingestion que le bisphénol se révèle particulièrement toxique.

L'immunité, une question d'émotion

Les émotions positives stimulent-elles notre immunité ? Oui ! L'immunité cellulaire est placée sous le contrôle du cerveau gauche qui gère aussi, partiellement, les émotions positives, tandis que le cerveau droit est plutôt relié à nos émotions négatives. Avoir peur, être angoissé, insécurisé engendre une réponse immunitaire plus faible et expose à un plus grand risque de maladie. En revanche, entretenir une démarche positive a un effet protecteur. Se faire plaisir est également une bonne thérapie préventive. Des études menées au Royaume-Uni[3] ont mis en évidence que humer une bonne odeur de chocolat augmentait la sécrétion d'immunoglobulines IgA (des anticorps), alors que respirer une odeur de viande pourrie la faisait diminuer. Comme quoi, il n'y a jamais de mal à se faire du bien !

---

[1] Daniel Kieffer, *L'Homme empoisonné, op. cit., p. 312*

[2] In *Le Nouvel Observateur,* « M. Bisphénol », 19 août 2010.

[3] Lire à ce sujet Thierry Janssen, *La Solution intérieure,* Paris, Fayard, 2008, p. 72 et suivantes.

Deuxième révolution : notre patrimoine génétique

NOTRE PATRIMOINE GÉNÉTIQUE NE RECONNAÎT PAS LA GRANDE MAJORITÉ DES CALORIES QUE NOUS MANGEONS AUJOURD'HUI. C'est la seconde conséquence majeure de la révolution alimentaire que nous subissons depuis 60 ans.

L'*Homo sapiens,* dont nous descendons directement, est né il y a environ 200 000 ans, et nous partageons encore avec lui quasiment les mêmes gènes. Cela signifie que, physiologiquement, nous sommes adaptés pour le mode alimentaire en vogue à l'époque de ces chasseurs-cueilleurs. Selon les études des paléontologues, il se trouve que nos ancêtres étaient des omnivores, mais avec une nette tendance pour une alimentation végétale (composée de plantes, légumes, racines et fruits sauvages), l'apport de protéines animales n'étant qu'un complément à cet ordinaire[1]. L'apparition de la cuisson il y a 500 000 ans, puis de l'agriculture, aux alentours de 10 000 ans avant J.-C., n'a pas fondamentalement remis en cause l'équilibre de ce régime, si ce n'est que les céréales, consommées sous forme de galettes et de pains, ont pris une place un peu plus importante au cours des périodes suivantes.

» Physiologiquement, nous sommes adaptés pour le mode alimentaire en vogue à l'époque des chasseurs-cueilleurs.

Notre système digestif est donc fait pour un bol alimentaire largement composé de légumes, légumineuses, fruits, d'un peu de viande ou d'œufs, équilibré entre acides gras essentiels (1 à 5 oméga 6 pour 1 oméga 3) et n'intégrant quasiment pas de produits laitiers, de sucre ou de farine. Or, aujourd'hui, 80 % de notre nourriture provient de l'industrie agroalimentaire et nous procure des calories qui, pour la plupart, n'existaient pas à l'époque où notre patrimoine génétique s'est constitué.

SUR UN APPORT QUOTIDIEN MOYEN DE 2 000 CALORIES, 56 % SONT DES CALORIES DITES « CREUSES »[2], C'EST-À-DIRE DÉPOURVUES DE FIBRES, VITAMINES, PROTÉINES, MINÉRAUX, OLIGOÉLÉMENTS DONT NOTRE ORGANISME A BESOIN. Trois sources nous en abreuvent :

- les sucres blancs (sucre de canne, sirop de maïs, fructose, sucre de betteraves, etc.) ;
- les farines blanches (pain, pâtes et riz blancs) ;
- les huiles végétales (maïs, soja, tournesol et huiles hydrogénées).

---

[1] Jean-Louis Flandrin et Massimo Mantanari (dir.), *Histoire de l'alimentation,* Paris, Fayard, 1996, chap. 1.

[2] David Servan-Schreiber, *Anticancer,* Paris, Robert Laffont, 2007, p. 116.

Ces produits-là, appauvris en micronutriments essentiels, vont donc exiger de notre organisme qu'il en prélève sur ses réserves pour compenser l'effet de carence. Dans le même temps, ils nous apportent :

- soit des acides gras saturés nocifs pour l'organisme (c'est le cas des huiles végétales raffinées) ;
- soit du sucre en excès (les farines, céréales et sucre blancs), que les scientifiques désignent aujourd'hui clairement comme étant le carburant des quatre grands maux des civilisations occidentales : obésité, diabète, maladies cardio-vasculaires et bien sûr cancers.

› Des produits « raffinés » ?

COMMENT, D'UNE MATIÈRE PREMIÈRE NATURELLE COMME LE BLÉ, LE MAÏS, LA BETTERAVE OU LE SOJA, *A PRIORI* PLEINE DE RICHESSES NUTRITIVES, ARRIVE-T-ON À UN PRODUIT TOXIQUE POUR L'ORGANISME ? C'EST LE RÉSULTAT DU RAFFINAGE.

Ce processus industriel a été conçu au départ, à la fin du XIXe siècle, pour prévenir l'altération des aliments et éradiquer ainsi les famines. Aujourd'hui, les produits raffinés colonisent nos garde-manger parce qu'ils sont rentables à fabriquer et faciles à utiliser pour le consommateur. Mais, raffinage ne rime pas avec raffinement. C'est même tout le contraire.

Prenons l'exemple des céréales. Aujourd'hui, elles sont mises au ban de tous les régimes, coupables d'être trop caloriques. Et c'est bien le cas des céréales raffinées (contenues notamment dans les pâtes blanches, pains blancs, farines blanches). Pourquoi ? Parce qu'en les raffinant[1] on leur retire leur enveloppe, riche en protéines, en fibres, en phosphore, potassium, calcium, magnésium pour ne garder que le cœur du grain, l'amande. Celle-ci est blanchie et enrobée de glucose (voire même de talc !). Ce procédé concentre la céréale en amidon. L'amidon est le sucre de l'endurance, mais celui des céréales raffinées va provoquer des à-coups glycémiques dans l'organisme. En s'en nourrissant, on augmente brutalement le taux de sucre dans le sang, provoquant une réaction du pancréas qui va sécréter, à proportion du pic glycémique, de l'insuline afin de réguler cette brutale augmentation du taux de sucre sanguin, c'est l'hypoglycémie réactionnelle. L'effet hyperglycémiant des céréales blanches donne donc lieu à un surmenage du pancréas, avec un risque à long terme de développer un diabète, et à court terme de prendre du poids. La double peine...

[1] Sur les processus de raffinage et leurs conséquences, consultez le site www.biogassendi.ifrance.com

La bataille des huiles

Huile vierge ou huile raffinée végétale ? La seconde est, sans conteste, moins chère. Elle supporte mieux les fritures, se conserve facilement et a un goût et une couleur plus prononcés que la première. À part ça ? C'est un beau poison doré. Obtenue par un procédé chimique utilisant des solvants (dérivés du pétrole), chauffée à 1 000 °C ou plus, l'huile raffinée n'a plus aucune vitamine E, antioxydante, et ne fournit à l'organisme que des acides gras saturés ou trans (que l'on retrouve également dans les margarines), dont une consommation régulière et importante favorise l'artériosclérose, les maladies cardio-vasculaires, l'obésité et certains cancers (du sein, du côlon, de la prostate). Les huiles raffinées entrent dans la composition de gâteaux, biscuits, viennoiseries, confiseries, barres chocolatées, frites industrielles.

Les huiles vierges obtenues par un procédé mécanique et par pression à froid (à une température inférieure à 50 °C) sont, elles, riches en acides gras insaturés essentiels au bon fonctionnement de nos membranes cellulaires et à la synthèse de nos prostaglandines.

Les céréales complètes, donc non raffinées, gardent, elles, toutes leurs valeurs nutritionnelles. Du coup, elles ont un effet glycémique modéré, qui s'exprime sur un temps relativement long et qui ne provoque pas d'hypoglycémie réactionnelle. Enfin, grâce à leur teneur intacte en fibres, elles procurent un sentiment de satiété et s'imposent comme un bon régulateur du poids.

COMME POUR LES CÉRÉALES, LE SUCRE RAFFINÉ (BLANC), ISSU DE LA BETTERAVE OU DE LA CANNE À SUCRE, A ÉTÉ DÉPOUILLÉ DE TOUTE VALEUR NUTRITIONNELLE. C'est 100 % de calories. Ramenée par les croisés en Occident, la canne à sucre a d'abord été considérée comme une épice aux vertus médicinales avant de faire son entrée dans les cuisines au XVIIe siècle. Dès le XVIIIe siècle, on soupçonne le sucre dérivé de la canne d'être un perturbateur des « humeurs » et un « aliment pervers »[1]. C'est alors un produit de luxe. Avant la Révolution, on n'en consommait en France que 600 g par

[1] Lire à ce sujet le dossier « Sucre » sur le site www.biogassendi.ifrance.com.

habitant et par an. Mais, avec la découverte qu'on pouvait en fabriquer à partir de la betterave, le produit se démocratise au cours du XIXe siècle. En 1830, on en mange environ 5 kg par an et par personne, et déjà 17 kg en 1900. Aujourd'hui, nous atteignons les 35 kg par an. Dès le début du XXe siècle, les médecins corrèlent la courbe ascendante du diabète à celle du sucre. Parlant même, déjà, de « drogue ». Et cela en est bien une.

Vibrez pour les fibres

Elles ont une action régulatrice sur la flore intestinale et le transit. Elles régulent le métabolisme des graisses et des sucres. Préservant l'équilibre entre la faim et la satiété, elles permettent de limiter les prises alimentaires et nous évitent ainsi de grossir. En France, la consommation moyenne de fibres est inférieure à 20 g/jour alors qu'elle devrait être de 40 g/jour.

Largement utilisé dans l'alimentation industrielle (dans les plats cuisinés pour leur conservation ou encore pour masquer l'amertume de certains ingrédients, sodas, chocolat, pâtisseries, desserts lactés, etc.) et dans les produits pharmaceutiques, le sucre blanc est plutôt consommé de façon indirecte, donc difficilement maîtrisable. Son index glycémique élevé provoque un hyperinsulinisme (trop de sucre sanguin), qui va déclencher une hypoglycémie réactionnelle (le pancréas va sécréter plus d'insuline pour faire baisser le taux de sucre sanguin), appelant *de facto* à consommer à nouveau du sucre, car le cerveau, grand consommateur de glucose (il pompe à lui seul 25 % de nos apports énergétiques au quotidien), se trouve en manque. Un cercle vicieux qui entraîne un phénomène de dépendance. En état de « manque », on se sent plus nerveux, fatigué. C'est là le moindre des maux. Une consommation régulière et excessive de sucre blanc favorise le diabète, bien sûr, mais aussi, en provoquant l'hyperinsulinisme, le stockage des graisses, donc, *in fine*, l'obésité (aux États-Unis, la consommation de sucre par an et par habitant a été multipliée par 60 entre 1900 et 1990, et le nombre de cas d'obésité est passé de 3 % à 25 % de

» Dès le début du XXe siècle, les médecins corrèlent la courbe ascendante du diabète à celle du sucre. Parlant même, déjà, de « drogue ». Et cela en est bien une.

la population). Elle affaiblit les défenses immunitaires (effet immunodéprimant), majore les risques de maladies cardio-vasculaires, détraque le foie et induit des cancers. Les tumeurs cancéreuses métabolisent en effet le glucose du sang pour se développer. Cette découverte a valu d'ailleurs au biologiste allemand Otto Heinrich Warburg le prix Nobel de médecine en 1931.

Retenez que le corps humain ne nécessite pas de saccharose pour fonctionner, l'apport en sucres complexes contenus dans les céréales ou dans les fruits (sous forme de fructose) doit suffire à lui fournir sa ration de glucose. Sachez par exemple qu'une pomme de 100 g, de bonne qualité, contient de 10 à 15 g de fructose, soit l'équivalent calorique de deux à trois carrés de sucre blanc, les apports en fibres et vitamines en plus !

Bon à savoir

Un fruit frais a un index glycémique de 30, et de 33 pour une légumineuse. Cet indice s'élève à 75 pour le saccharose et 100 pour le glucose. Un index glycémique supérieur à 60 détecté dans le sang entraîne immédiatement la sécrétion d'insuline par le corps pour abaisser le taux de sucre sanguin et tenter de le ramener à un niveau normal, c'est-à-dire de 0,8 à 1 g/litre de sang.

SACHANT TOUT CELA, VOUS AVEZ MAINTENANT LE CHOIX. C'est à vous de déterminer, au moment de faire vos courses, ce que vous souhaitez privilégier dans vos menus quotidiens. Il ne s'agit pas de tout s'interdire mais de consommer et de manger en connaissance de cause. Encore une fois, ce n'est pas s'offrir un Big Mac ou boire un cola qui va vous rendre obèse. En revanche, vous devez savoir qu'en buvant un cola par jour, vous pèserez 7 kg de plus au bout d'an. C'est donc l'effet d'accumulation et la régularité dans le temps qui sont dangereux.

» Une consommation régulière et excessive de sucre blanc favorise le diabète, bien sûr, mais aussi, en provoquant l'hyperinsulinisme, le stockage des graisses, donc, *in fine*, l'obésité.

Bien sûr, je ne peux que vous recommander de choisir des produits frais, non dénaturés, nobles, des fruits et des légumes plutôt bio, des viandes de bonne origine, mais je suis conscient aussi qu'il y a un prix à tout ça. Et je ne parle pas seulement d'argent. Il faut arrêter de croire que qualité rime avec cherté. Le « bon » ne coûte pas forcément bonbon. Cela exige que vous soyez attentif, vigilant, patient, que vous ne cédiez pas trop facilement aux sirènes du marketing qui essaient de vous convaincre de ce qui est « sain » alors que ça leur est avant tout profitable. Consacrez du temps à remplir votre panier en étant informé, en toute connaissance de cause. Le vrai prix est là dans les minutes, les heures que vous allez accepter de consacrer à votre alimentation, et par conséquent à votre bien-être. Pour aller mieux, pour aller bien durablement, vous devez d'abord compter sur vous-même. Vous êtes votre premier espoir, votre meilleur allié.

Les édulcorants, de faux amis

Purs produits chimiques, ces ersatz ont un pouvoir sucrant supérieur au sucre blanc. Ils déclenchent eux aussi l'hyperinsulinisme et, à la suite, une hypoglycémie réactionnelle. Mais celle-ci est plus importante dans la mesure où le corps ne détecte aucune présence de sucre puisque ça n'en est pas… Ce qui fait de ce faux sucre un grand perturbateur de l'équilibre faim / satiété. Pire : concernant l'aspartame, la sonnette d'alarme est tirée. Soupconné d'altérer l'ADN, il augmenterait les risques de cancers et les risques neurotoxiques, avec à la clé des troubles du comportement comme l'hyperactivité chez l'enfant. « Invention de l'industrie agroalimentaire, l'aspartame ne présente aucun intérêt nutritionnel et n'a jamais fait maigrir personne »[1], rappelle Jean-François Narbonne, professeur de toxicologie et expert à l'Agence nationale de sécurité sanitaire de l'alimentation, de l'environnement et du travail (Anses). Autant prendre du sucre blanc, à condition d'en consommer raisonnablement.

MA MÉTHODE N'EST QU'UNE BALISE SUR CE CHEMIN. Elle s'appuie sur une mise en place alimentaire de 40 jours, correspondant au renouvellement de la plupart des cellules, et se combine à une pratique sportive respectueuse de l'architecture corporelle. Deux moyens simples qui, dans le déséquilibre ambiant, vont vous permettre de préser-

[1] Interview dans *France-Soir* du 17 janvier 2011.

ver votre équilibre ou, plus précisément, l'homéostasie de votre organisme. Cela passe par deux impératifs qui, je l'espère, seront ensuite les pierres d'angle de votre hygiène de vie : soigner votre pH et chouchouter vos armées intérieures.

› Soignez votre pH

LE CORPS EST COMME LA TERRE, IL LUI FAUT UN ÉQUILIBRE ORGANIQUE POUR QU'IL S'ÉPANOUISSE ET RESTE EN BONNE SANTÉ. Celle-ci est une conquête perpétuelle, car elle exige de maintenir toutes sortes d'équilibres : l'équilibre entre apports alimentaires et dépenses énergétiques, entre production et élimination des toxines, entre activité et repos, entre inspiration et expiration, entre acidité et alcalinité. Le pH, c'est exactement ça : le rapport idéal entre acidité et alcalinité qui se mesure sur une échelle allant de 0 (acidité absolue) à 14 (alcalinité absolue). Pour que le corps fonctionne au mieux, le pH du sang humain doit se situer autour de 7,4, soit légèrement alcalin. S'en éloigner, dans un sens ou dans un autre, c'est tomber malade. La recherche a montré que bactéries et microbes survivent mal dans un élément alcalin (on dit aussi basique), alors qu'ils prolifèrent dans un milieu acide. Pourquoi ? Tout simplement parce que l'acidité affaiblit notre énergie vitale. Elle diminue la réactivité de nos cellules en les privant d'oxygène et des nutriments (les vitamines, oligoéléments, minéraux...) dont elles se nourrissent et que le corps assimile moins bien quand son pH est acide.

» Le corps est comme la terre, il lui faut un équilibre organique pour qu'il s'épanouisse et reste en bonne santé. Celle-ci est une conquête perpétuelle, car elle exige de maintenir toutes sortes d'équilibres.

MAINTENIR UN BON RAPPORT ACIDO-BASIQUE EST UN TRAVAIL PERMANENT. Dès qu'un excès d'acide est détecté, l'organisme tente de le dégrader et demande aux reins et aux poumons de l'éliminer. Si cela ne suffit pas, c'est la peau qui va être mobilisée. En cas de défaillance de ces filières traditionnelles, il va tenter de trouver d'autres voies de secours en puisant dans ses réserves alcalines pour « tamponner » l'excès d'acidité. Il ira alors chercher des munitions dans les minéraux des ongles, des dents, des cheveux, des os, des articulations. Ce qui risque d'entraîner une déminéralisation. Mais il peut aussi se retrouver débordé et n'avoir d'autre recours, en attendant, que de stocker cette acidité dans les tissus des muscles, des articulations, des os, etc.

Les causes de l'acidité

- **L'excès de protéines (génératrices d'acide urique), de glucides (produisant de l'acide pyruvique et lactique) et de graisses saturées.**
- **Les carences en nutriments essentiels (pour être bien, notre corps a besoin de 60 minéraux, 16 vitamines, 12 aminoacides essentiels et 3 acides gras essentiels).**
- **Les radicaux libres.**
- **Le stress, le surmenage, l'insomnie.**
- **Les fermentations intestinales.**
- **Une mauvaise oxygénation.**
- **Les émotions « acides », comme la colère ou l'angoisse.**

Tout cela participe à un affaiblissement général du corps, laissant le champ libre aux maladies. Au niveau physiologique, les indices d'une surdose d'acidité, ou acidose toxique, sont multiples : cela va des caries aux saignements des gencives, en passant par les aphtes mais aussi de la frilosité, de la fatigue, de l'eczéma, des boutons, des maux de tête, des brûlures d'estomac, un ulcère, une sinusite, une bronchite, une angine, un rhume, la grippe ou bien encore des crampes, tendinites, sciatiques, rhumatismes, calculs rénaux, etc. Souvent, en rééquilibrant le pH, on arrive à bout de ces petits ou gros bobos.

PRÉSERVER OU RÉTABLIR SON PH À 7,4 PASSE PAR NOTRE ASSIETTE ET PAR UNE BONNE HYGIÈNE DE VIE. Faire du sport va permettre d'oxygéner les tissus, de stimuler les cellules, de drainer les stocks acides et de réguler la chimie interne. Privilégier une alimentation alcalinisante aura une action similaire. Au menu de notre régime actuel, on note malheureusement plus d'aliments acides ou acidifiants que d'aliments basiques, tout l'art va donc être de rééquilibrer tout ça.

› Conseils aux sous-vitaux

SURTOUT EN PÉRIODE HIVERNALE, ÉVITEZ LE PLUS POSSIBLE DE MANGER DES ALIMENTS ACIDES (VOIR TABLEAU « ALIMENTS ACIDES/ALCALINS », P. 48) CAR ILS ont un impact plus important sur votre organisme que sur celui des survitaux. C'est injuste, mais c'est ainsi. Cela dit, si vous suivez la mise en place alimentaire de 40 jours deux fois l'an, votre sous-vitalité va considérablement s'améliorer. Rien n'est définitif en la matière, heureusement. Les aliments acidifiants ou acides, voire dégénérescents (le sucre blanc, les céréales, farines, huiles raffinées, le café, les sodas, les pâtisseries et les plats industriels, etc.), sont des surcharges pour l'organisme. Difficilement dégradables pour nos corps qui ne sont pas programmés pour les assimiler (voir ci-dessous), ils l'encrassent et mettent sous pression nos armées intérieures chargées de faire le ménage afin de nous conserver un corps sain.

» Préserver ou rétablir son pH à 7,4 passe par votre assiette et par une bonne hygiène de vie.

Êtes-vous plutôt survital ou sous-vital ?

Ce sont deux profils classiques en naturopathie. Déterminer le vôtre vous permettra d'adapter à votre cas particulier les conseils que je vous propose notamment dans la partie alimentaire de la méthode. La colonne où vous totaliserez le plus de points vous donnera votre tendance.

	JE SUIS SURVITAL	JE SUIS SOUS-VITAL
Critères majeurs	• J'ai plutôt tout le temps chaud • Je cicatrise très bien et rapidement	• Je suis plutôt frileux, et j'ai notamment toujours froid aux extrémités (mains, pieds, nez) • Je ne cicatrise pas bien (chéloïde) et lentement
Critères secondaires	• Je ne suis jamais ou rarement malade ou fatigué • Même après un gros repas j'ai toujours la forme • J'ai une carnation assez rouge et une pilosité développée • Je suis naturellement musclé • J'ai une nature plutôt extravertie • Je dors très bien • Je suis plutôt calme	• Je suis sujet à toutes sortes de tracas de santé : rhumes, angines, allergies, et je suis souvent fatigué • Lorsque je sors d'un gros repas, j'ai des coups de barre • J'ai une carnation plutôt pâle • Je suis naturellement peu musclé • Je suis plutôt introverti • Je n'ai pas un sommeil réparateur, je suis sujet aux insomnies • Je suis plutôt stressé

› Aliments acides/alcalins

ALIMENTS ACIDES OU ACIDIFIANTS	ALIMENTS ALCALINS OU ALCALINISANTS
Fruits : *orange, pamplemousse, kiwi, clémentine, ananas, fraises, cassis, groseille, airelles, fruit de la Passion, rhubarbe, tomate, les fruits peu mûrs en général et les fruits secs ou séchés (abricots, raisin, etc.)*	**Fruits :** *pomme, banane, châtaigne, les fruits quand ils sont très mûrs*
Oléagineux : *noix*	**Oléagineux :** *tous (amande, noix du brésil, de cajou, etc.)*
Légumes : *oseille, cresson, épinard, poireau, asperge et légumes fermentés (le chou dans la choucroute)*	**Légumes :** *tous (sauf rares exceptions, voir aliments acides ou acidifiants)*
Protéines animales : *laitages (lait, yaourt, fromages, beurre, crème et crèmes glacées) et graisses animales (saindoux), viandes, charcuteries, œufs, poissons*	
Légumineuses : *haricots secs, lentilles, pois chiches, fèves, etc.*	
Sucres : *sucres blancs, roux, miel et tous les dérivés sucrés (aspartame, fructose, dextrose, etc.)*	
Boissons : *alcool, sirops, sodas, café, thé (surtout les thés fermentés), cacao*	**Boissons :** *eau, thé vert*
Pâtes, riz, riz blanc et farines raffinées : *(Les farines blanches servent à la fabrication du pain blanc, des viennoiseries et pâtisseries, des pâtes blanches)*	**Pâtes, riz et farines complètes**
Condiments : *cornichons, pickles, vinaigre, sauce tomate, ketchup*	
Huiles et graisses raffinées	
	Graines germées
	Algues
Céréales raffinées : *types corn flakes du petit déjeuner*	**Céréales complètes**

Chouchoutez vos armées intérieures

C'EST LE MOT D'ORDRE DE MA MÉTHODE. À l'intérieur de chacun de nous, nous avons des cohortes entières de Monsieur Propre qui s'activent en permanence pour trier ce qui peut nous servir et ce qui doit passer à la poubelle. Ces experts sont nos alliés dans les opérations de maintien de l'ordre de notre écosystème interne. On les trouve dans nos cinq usines de traitement de déchets que les naturopathes appellent « les émonctoires » et qui sont tout simplement le foie, les reins, les poumons, la peau, les intestins.

» À l'intérieur de chacun de nous, nous avons des cohortes entières de Monsieur Propre qui s'activent en permanence pour trier ce qui peut nous servir et ce qui doit passer à la poubelle.

LE FOIE. Il occupe de nombreuses fonctions dans notre organigramme corporel. Il filtre les nutriments comme les matières toxiques et autres oxydants (l'alcool, le thé noir, le café, les résidus médicamenteux, etc.) charriés par le sang. À raison d'un litre de sang filtré par minute (au repos), on peut dire que c'est un gros bosseur. Par ce travail, il fait la synthèse des vitamines, des hormones, des protéines qui participent à l'équilibre et à la santé de notre organisme. Ce qu'on mange va plus ou moins le surcharger, mais il est aussi extrêmement sensible à ce qu'on ressent. Nos colères, nos angoisses l'affectent et ont un impact sur ses performances. L'expression « se faire de la bile » prend ici tout son sens.

LES REINS. Ils sont les maîtres de notre tension artérielle. À l'intérieur des 2 km de leurs fines canalisations, ils filtrent également le sang, récupérant les éléments utiles (sucres, minéraux, acides aminés), rejetant dans la vessie ce dont le corps n'a pas besoin, ce qu'il a en trop (excès de calcium, de vitamines) et ce qui est nocif (toxines, ammoniaque, acide urique, déchets médicamenteux, polluants divers). Nos reins sont particulièrement attachés à évacuer tout ce qui est acidifiant. Leur activité est perturbée par une alimentation anarchique, la sédentarité, le stress, la prise de certains médicaments.

LES POUMONS. À chaque expiration, ils évacuent du gaz carbonique. Comme les reins, ils se chargent de nous débarrasser des éléments acides en excès dans nos tissus et nous permettent aussi d'expectorer, via les mucosités et les glaires, les matières agressives venues de notre environnement (poussières, pollution, etc.).

LA PEAU. C'est un organe protecteur. Grâce à ses sécrétions de sébum, elle nous protège du froid, des UV, des germes. Mais c'est aussi le réseau de filtrage le plus étendu de notre corps. D'un poids total chez un adulte de 4 à 5 kg, elle s'étend sur 2 à 2,6 m^2. Ses deux millions de glandes sudoripares fonctionnent comme des microreins puisqu'elles éliminent la sueur qui n'est autre que de l'urine diluée. Certaines de ses cellules sont également capables de transmuter des déchets en substances nutritives. C'est ainsi, par exemple, que sous l'action conjuguée du soleil et du cholestérol elles synthétisent la vitamine D qui participe à renforcer nos os et réduit le risque de cancer du sein notamment.

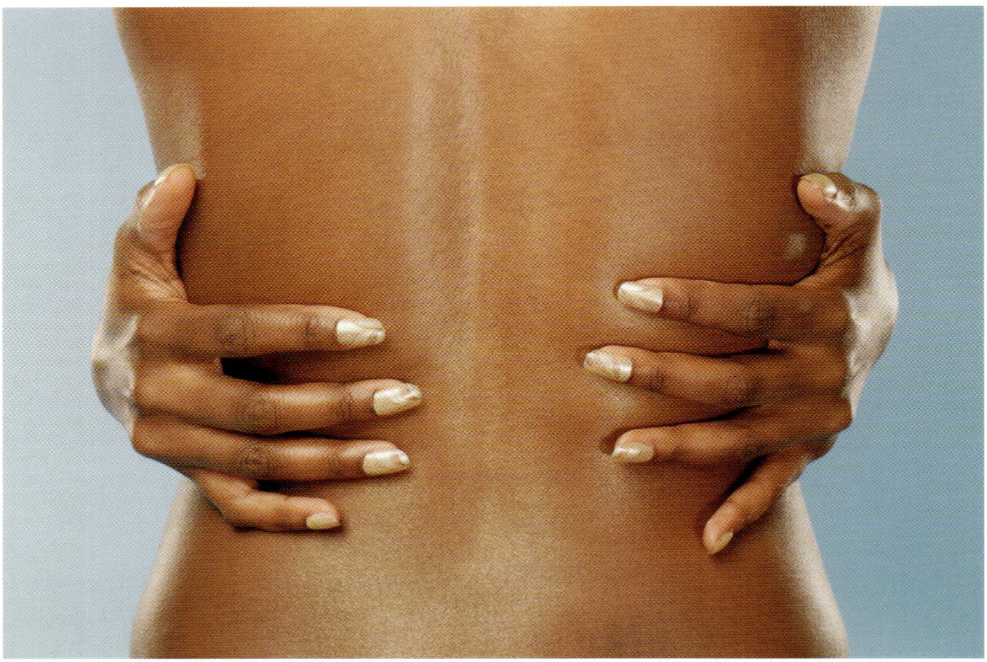

LES INTESTINS. Formés du grêle et du côlon, ils sont la plaque tournante de notre organisme. L'intestin grêle assimile les nutriments que l'on a mangés, le côlon évacue nos déchets en formant nos selles. Mais les cantonner à ces rôles est schématique et réducteur. L'écosystème intestinal est un formidable complexe aux multiples fonctions immunitaires. Comme le foie, il a une action antitoxique. Il a aussi la capacité de synthétiser les vitamines, de traiter et recycler le cholestérol, l'ammoniaque, l'urée, les hormones stéroïdiennes. Il forme un extraordinaire rempart contre les toxiques et toxines, les bactéries, les virus et possède les armes pour tenir en respect ou éliminer les germes indésirables.

Nous avons des intestins d'herbivore...

Ceux des carnivores font moins de 2 m afin que la viande absorbée soit expulsée avant de se putréfier et de produire des toxines. Les nôtres font en moyenne 7 m, comme ceux des herbivores. Les aliments y restent plus longtemps, ce qui nous donne le temps d'en extraire les éléments nutritifs. Une alimentation carnée est donc loin d'être idéale : en stagnant dans nos intestins, notamment dans les anses, elle va produire plus de putrescences, donc plus de toxines.

Le foie d'un carnivore est capable d'éliminer dix à quinze fois plus d'acide urique (résultat de la dégradation des protéines animales) que le foie d'un omnivore, ce que nous sommes. Ne disposant pas de l'urase, cette enzyme qui décompose l'acide urique, nous peinons à éliminer cette substance très toxique lorsqu'elle est consommée en grande quantité. Elle peut alors sévèrement perturber l'organisme en l'acidifiant.

Faire des régimes de type hyperprotéiné est donc une pure hérésie (voir chapitre « Mon combat », p. 178).

Le plus incroyable, c'est que nos intestins agissent en intelligence avec le reste de nos organes pour lutter contre les envahisseurs exogènes ou endogènes. Doués du système GALT *(Gut-Associated Lymphoïd Tissue)*, ils hébergent des populations de lymphocytes (globules blancs) qui nous vaccinent au quotidien. De vrais gardes du corps. Préserver leur intégrité est donc fondamental pour assurer la défense de notre organisme. Une alimentation acidifiante met en péril cet écosystème subtil. Manger trop de farines ou de céréales raffinées, par exemple, mélanger les glucides et les protéines ou s'exposer fréquemment aux levures chimiques et autres conservateurs vont créer ce qu'on appelle des putrescences ou de mauvaises fermentations freinant l'évacuation de nos déchets.

» Surmenées, nos petites armées intérieures finissent par se mettre en grève. Il est facile de reprendre un « dialogue social », de connivence, avec elles en leur offrant un temps de repos. C'est le but de la mise en place alimentaire de 40 jours.

Ces résidus alimentaires coincés dans les anses vont provoquer des réactions chimiques et inflammatoires, modifiant la flore intestinale. La barrière de la muqueuse se trouve fragilisée, les agents pathogènes ont alors la voie libre.

Ces foyers infectieux ont une étonnante capacité à migrer vers l'appareil ORL, provoquant rhumes, angines, allergies, ou vers l'appareil uro-génital, donnant des infections urinaires ou encore des infections dermatologiques. Les médecins ne font pas toujours le lien entre un dysfonctionnement intestinal et ce type de pathologie, ils soignent par exemple l'infection urinaire alors qu'il suffirait d'assainir le côlon. Les intestins sont une plaque tournante pour notre santé. Lorsqu'ils dysfonctionnent, nous sommes fragilisés, affaiblis, désarmés. D'ailleurs, comme le souligne Daniel Kieffer dans *L'Homme empoisonné*[1], « une immunité normale n'a jamais été constatée cliniquement chez des personnes souffrant de constipation chronique ».

SI NOS PETITES ARMÉES INTÉRIEURES N'ARRIVENT PAS À FAIRE LEUR BOULOT, C'EST SOUVENT, AVANT TOUT, PARCE QU'ON LES SURSOLLICITE PAR UNE ALIMENTATION SANS AUCUN DOUTE TROP ABONDANTE MAIS ÉGALEMENT TROP LOURDE, TROP COMPLEXE À TRAITER. Surmenées, elles finissent par se mettre en grève. Il est facile de reprendre un « dialogue social », de connivence, avec elles en leur offrant un temps de repos. C'est le but de la mise en place alimentaire de 40 jours qui suit. Au cours de ces longues RTT, le corps va réapprendre à utiliser les propriétés des aliments qu'il ingère, élément par élément, en douceur.

En s'y consacrant deux fois par an, aux changements de saison de préférence, cette diète, qui valorise les aliments nobles, va permettre aux équipes de M. Propre de sortir « les poubelles » qu'elles sont contraintes d'entasser pour cause de surmenage. En drainant les excès (dont les déchets se retrouvent également dans nos liquides intra et extra-cellulaires que sont le sang, la lymphe, les liquides à l'intérieur de nos cent milliards de cellules), c'est tout notre système immunitaire que l'on va relancer et fortifier.

[1] Daniel Kieffer, *L'Homme empoisonné, op. cit.*

Du sport : oui, mais pourquoi ?

EN GÉNÉRAL, ON SE CONTENTE DE VOUS DIRE QUE LE SPORT EST UN BON MOYEN POUR MAIGRIR. C'est tellement réducteur. L'activité physique offre bien plus qu'une simple perte de kilos superflus. C'est un puissant allié de votre médecin intérieur.

EN NOVEMBRE 1995, J'INTÈGRE UNE ÉQUIPE DE PREMIÈRE DIVISION ITALIENNE, AKI (AUJOURD'HUI LIQUIGAS). Je venais de la culture cycliste à la papa : du vélo, du vélo, du vélo. Or là, dès le premier jour de stage en Toscane, le préparateur physique et l'ostéopathe me reçoivent et me demandent (chose qui ne m'était jamais arrivée auparavant) si j'ai déjà eu des tendinites, des problèmes articulaires, de dos. Je dis oui à tout. Ils me font mettre en slip, m'examinent. Verdict : déséquilibre postural. Me voilà condamné à faire de la muscu ! Sur le moment, je panique, je suis cycliste, pas culturiste ! J'ai peur que ça me pénalise, d'être moins efficace sur le vélo. Ce sont les légendes qui courent depuis toujours dans le milieu au sujet de la musculation. Mais on ne me laisse pas le choix, dès le lendemain entraînement en salle.

Au programme : exercices pluriarticulaires dynamiques avec poids, d'autres où l'on utilise le poids du corps, gainage avec ou sans lest (j'ai réintégré tous ces principes dans la méthode). Et, miracle : finies, les douleurs parasites, oubliées, les tendinites, les cervicalgies. Je venais de découvrir que la musculation avait des vertus anti-inflammatoires, et en plus je gagnais, semaine après semaine, en puissance sur le vélo. J'avais une nouvelle façon de me tenir, de positionner mon corps. Encore aujourd'hui, dès que j'arrête la musculation pendant 15 jours, les vieilles douleurs, souvenirs de mes chutes passées, réapparaissent. Et disparaissent aussitôt que je recommence.

» Je venais de découvrir que la musculation avait des vertus anti-inflammatoires, et en plus je gagnais, semaine après semaine, en puissance sur le vélo.

» L'hormone de croissance agit comme un élixir de jouvence grâce à ses vertus anabolisantes. C'est à dire qu'elle participe à la croissance et à la réparation des tissus. Elle stimule les processus de régénération des os, des muscles, des nerfs et même des tendons.

FAIRE DU SPORT DEVRAIT ÊTRE AUSSI NATUREL QUE DE PRENDRE SA DOUCHE, CELA DEVRAIT FAIRE PARTIE DE L'HYGIÈNE DE VIE. Certes, cela demande un effort. Moi-même, chaque fois que je me rends en salle, je dois me faire un peu violence. Mais ensuite, je me demande toujours comment j'ai pu hésiter ne serait-ce qu'une seconde. La satisfaction est tellement grande d'avoir accompli quelque chose. Je me sens si bien, comme purifié, et surtout épanoui.
C'est le message que je fais passer à mes coachés. Souvent, ils ont peur au début. Et c'est vrai que c'est difficile les premières fois. Ils ont l'impression qu'ils n'y arriveront pas, ils craignent de se faire mal. Mais ils ne soupçonnent pas les ressources que possède leur corps, son extraordinaire faculté d'adaptation. Associé à un fonds nutritionnel correct, faire du sport est votre assurance santé.

› La musculation c'est tout bon

UN DES MEILLEURS REMÈDES CONTRE LES DÉGÂTS DU TEMPS

À 25 ans, on a déjà atteint son âge d'or hormonal. Dans les années qui suivent, la production d'hormones de croissance, de la testostérone et des œstrogènes ralentissent, avec pour conséquence une diminution de la masse et du tonus musculaires, entraînant un relâchement des tissus. En parallèle, malheureusement, on constate une augmentation de la masse grasse.
À partir de 30 ans, on perd en moyenne 0,5 % de sa masse musculaire par an (le pourcentage varie en fonction de sa génétique et de son passé sportif).
À partir de 40, 50 ans, les choses se gâtent sérieusement, le phénomène s'accélère pour atteindre 1 % par an. C'est ce qu'on appelle la sarcopénie.
Or, la pratique du sport, de la culture physique en particulier, a une action significative sur la production de ces hormones et ce, même à un âge avancé. L'hormone de croissance agit comme un élixir de jouvence grâce à ses vertus anabolisantes. C'est-à-dire qu'elle participe à la croissance et à la réparation des tissus. Elle stimule les processus de régénération des os, des muscles, des nerfs et même des tendons.

Des muscles et des gènes

Notre potentiel de croissance musculaire dépend directement de nos gènes, il est donc limité. Une personne suivant un entraînement adapté, personnalisé, encadré par un régime spécifique peut espérer gagner jusqu'à 300-350 g de tissu musculaire par tranche de 10 jours, et ce jusqu'à atteindre son plateau de croissance, c'est-à-dire la croissance maximale qu'autorisent son ossature et son potentiel génétique.

UN AGENT PROTECTEUR DES ARTICULATIONS ET DES OS

Une densité osseuse solide ne dépend pas que du calcium que vous mangez. En faisant fonctionner vos muscles, vous obtenez aussi un très bon résultat. Comment ? Les muscles s'insèrent sur les os grâce aux tendons. À chaque fois que vous contractez vos muscles, vous exercez des tensions, des tractions, via les tendons, sur les os. Ceux-ci vont s'adapter en se renforçant pour résister à la pression. CQFD.

CONSERVER UN SCHÉMA POSTURAL HARMONIEUX

La nature est bien faite. Elle nous donne un corps, en général au départ parfaitement équilibré, mobile, capable de gestes très élaborés, coordonnés, exécutés de façon fluide, naturelle. Il faut le respecter, c'est un bien précieux. Je dis souvent à mes coachés que le but de toute activité physique est d'arriver à « territorialiser » son corps (comme aurait pu le dire Gilles Deleuze), de l'habiter en toute complicité : afin d'accomplir la fraternité du corps et de l'esprit. Développer son corps en respectant son architecture, ses mécanismes, sa capacité de coordination vous procurera à coup sûr de merveilleuses sensations. Tout ça sans devenir une armoire à glace.

Notre corps est construit selon un schéma systémique élaboré et équilibré dont les exercices que je vais vous proposer vont tenir compte. On voit trop souvent dans les salles de sport des coaches qui ne font travailler que certains groupes musculaires afin de se conformer aux désirs de leurs clients. Des hommes qui veulent avoir de gros pectoraux ou des gros bras, des femmes qui visent un fessier ferme et rebondi ou qui cherchent à éliminer l'effet « chauve-souris » sous les bras. Quelle hérésie ! Ceux-là se préparent peut-être de sérieux problèmes pour l'avenir. En effet, JAMAIS un muscle n'intervient de façon isolée. Il travaille toujours en association avec d'autres muscles qui interagissent entre eux. Il est donc indispensable de les coordonner.

UNE FANTASTIQUE COMBINAISON DE MUSCLES SE PASSE LE RELAIS POUR PROVOQUER LE DÉPLACEMENT DE L'ENSEMBLE DE LA STRUCTURE CORPORELLE, LE MESSAGE PASSANT DES PIEDS À LA TÊTE. On parle alors de CHAÎNES MUSCULAIRES. Extraordinaire sophistication !

Les trois modes de la contraction musculaire

- **Le mode isométrique.** Il s'agit de la mise sous tension du muscle, sans aucun mouvement ni déplacement des leviers osseux.
- **Le mode anisométrique.** Il induit un déplacement des extrémités du muscle selon deux possibilités. D'une part, la contraction concentrique qui va raccourcir le muscle en rapprochant ses deux extrémités ; d'autre part, la contraction excentrique qui étire le muscle en éloignant ses extrémités l'une de l'autre, allongeant ce qu'on appelle son « ventre ».
- **Le mode plyométrique.** Il enchaîne une contraction concentrique immédiatement après une contraction excentrique. Le muscle est ainsi étiré juste avant son raccourcissement. Cela permet de travailler l'explosivité du muscle et donc de développer plus de force que lors d'un mode de contraction isolé. On l'utilise pour améliorer la qualité des contractions musculaires.

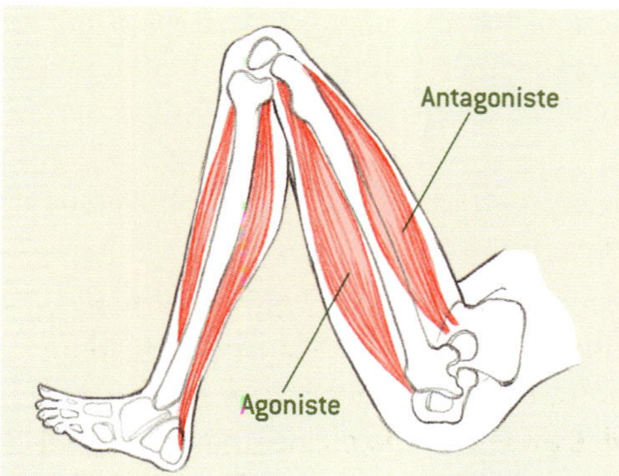

PRENONS LE CAS DE L'ARTICULATION DU GENOU (VOIR SCHÉMA CI-CONTRE). Pour le fléchir, le groupe musculaire situé à l'arrière de la cuisse, les ischio-jambiers, mobilise tous les muscles qui le composent dans la même direction, on parle donc de muscles **agonistes.** Tandis que, dans le même temps, à l'avant de la cuisse, les quadriceps étendent la jambe. Leur action contrarie le mouvement des ischio-jambiers, c'est la raison pour laquelle on parle de muscles **antagonistes.**

Tout mouvement des jambes implique donc une alternance entre muscles agonistes et antagonistes. Les premiers se relâchent quand les seconds se mobilisent pour n'opposer

aucune résistance à l'action. D'où l'importance de la connexion nerveuse (la proprioception) et de la coordination de ces contractions.
Pour sécuriser ce mouvement articulaire, le corps fait également appel à des muscles stabilisateurs et des muscles neutralisateurs. Cette architecture parfaitement harmonieuse est malheureusement bien souvent déséquilibrée à cause de notre sédentarité ou de notre mauvaise façon d'entretenir notre corps. Nous veillerons au cours d'une même séance à conserver un schéma postural homogène en sollicitant avec des charges équivalentes, chacun à leur tour, les muscles agonistes et antagonistes. Pourquoi des charges égales ? Afin de maintenir l'équilibre des forces musculaires autour de chaque articulation. De même, nous tenterons d'inclure un maximum d'exercices synthétiques, pluriarticulaires parce qu'ils sollicitent une plus grande combinaison de groupe musculaire. Outre que cela harmonise l'architecture musculaire et son dessin, les exercices synthétiques sont aussi ceux qui induisent une meilleure réponse hormonale, notamment des hormones anabolisantes.

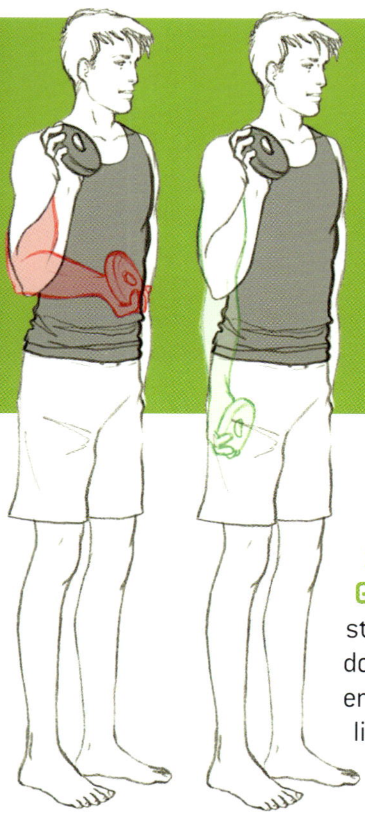

Du beau muscle !

Un muscle puissant est un muscle long et souple et pas un muscle rétréci et hypertrophié qui, en plus d'être absolument disgracieux, risque de fragiliser l'articulation. Pour obtenir une belle architecture musculaire, effectuez toujours des mouvements complets, de grande amplitude, en vous concentrant particulièrement sur la phase excentrique (celle qui étire le muscle sollicité).

CONTRAIREMENT À CE QUE VOUS AVEZ SANS DOUTE L'HABITUDE D'ENTENDRE SI VOUS FRÉQUENTEZ LES SALLES DE SPORT, JE SUIS ABSOLUMENT CONTRE LES MACHINES GUIDÉES. Pourquoi ? Parce qu'elles ne sollicitent ni les muscles stabilisateurs ni les muscles freinateurs. Elles déséquilibrent donc dangereusement votre harmonie musculaire et induisent en outre des hypertrophies et des atrophies inesthétiques. L'utilisation de ces machines n'est véritablement utile que dans le cadre de la rééducation fonctionnelle, après un accident, ou pour récupérer d'une blessure.

› Le travail cardio, c'est la santé. En faire, la conserver !

AVANT D'ATTAQUER TOUT TYPE DE CULTURE PHYSIQUE, UN TRAVAIL CARDIO-VASCULAIRE DIT « AÉROBIE » S'IMPOSE. C'est le socle de votre préparation. Il est indispensable d'en passer par là. Il sollicite toutes les fonctions chargées du transport de l'oxygène vers les muscles ainsi que les fonctions circulatoires et il améliore le fonctionnement des processus énergétiques. C'est un antioxydant. Cela permet en outre l'élimination des déchets de la contraction musculaire. Par le travail cardio-vasculaire, vous allez stimuler tous vos émonctoires en même temps (poumons, peau, foie, reins, intestins), vous offrant à peu de frais une grande séance de nettoyage interne. Et ce n'est pas tout : dès que l'on accroît la durée des efforts aérobies, les dépenses énergétiques augmentent, favorisant la perte de poids, améliorant à la fois la préparation ostéo-tendineuse et ligamentaire, et l'efficacité du système ventilatoire et cardio-vasculaire. Bref, ce n'est que du bénéfice ! Pour vous accompagner au mieux dans ce travail, l'utilisation d'un cardio-fréquencemètre vous sera extrêmement utile. C'est un outil incontournable dans la préparation de l'athlète de haut niveau. Adapté à ma méthode, il va vous permettre de maîtriser ce que vous faites et de contrôler votre progression. Sans rien laisser au hasard.

Des étapes à respecter

Il est important de se surveiller lors d'une reprise d'activité en restant particulièrement attentif à la venue de l'essoufflement. Celui-ci indique le dépassement de la capacité respiratoire maximale du sujet. Lorsqu'on se retrouve incapable de parler pendant l'effort, il est alors recommandé de ralentir et même d'arrêter pour les plus déconditionnés à l'effort d'entre vous.

Pour toute activité physique, il est utile de respecter trois phases :

1. **L'échauffement**
   Échauffement général : jogging à un rythme léger jusqu'à l'apparition d'une légère sudation.
   Échauffement spécifique : exercices conçus spécialement pour le sport pratiqué.
2. **L'effort proprement dit**
   Correspond à la séance effective de l'exercice choisi.
3. **La récupération**
   Il s'agira de diminuer progressivement son exercice physique, par exemple un jogging lent de 10 à 15 min associé à quelques exercices d'étirements.

› Quelle est votre fréquence cardiaque maximale ?

POUR LA CONNAÎTRE, IL SUFFIT DE SOUSTRAIRE VOTRE ÂGE À 220 SI VOUS ÊTES UN HOMME ET À 225 SI VOUS ÊTES UNE FEMME. C'est un calcul théorique qui se révèle néanmoins d'une bonne fiabilité et permet de mieux appréhender le redémarrage d'une activité physique.

220 – âge = fréquence cardiaque maximale homme (FCMH)
225 – âge = fréquence cardiaque maximale femme (FCMF)

Cette information va vous permettre de commencer à étalonner votre cardio-fréquencemètre.

Il existe d'autres moyens de définir votre FCmax

- **La réalisation d'un test d'effort par un cardiologue ou un médecin du sport permet de déterminer sur tapis roulant ou sur vélo votre FC à l'effort et vos seuils d'entraînement si vous réalisez une VO2 max dans le même temps.**
- **Certains tests de terrain peuvent être utiles pour approcher dans des « conditions réelles » votre FC. Il seront à réaliser après accord de votre médecin.**
- **Parmi ceux-ci, nous vous recommandons :**
  avant d'effectuer le moindre test à effort maximal, un gros échauffement est important : courir au minimum 12 à 15 min en endurance.

  Test sur 400 m

  Courir un 400 m à fond permet à ceux qui ont une réponse cardiaque rapide d'approcher leur FCmax. Test nécessitant un bon entraînement au préalable car très intense et très bref.

  Le test proprement dit :

  - s'échauffer une quinzaine de minutes ;
  - augmenter ensuite progressivement l'effort (en accélérant toutes les 2-3 min sur 2 ou 3 paliers au moins) pour atteindre FCseuil ;
  - maintenir le rythme pendant 6 min au minimum sans faiblir ;
  - terminer par un sprint jusqu'à la rupture (impossible de maintenir le rythme) ;
  - au moment de la rupture, on a atteint la FCmax.

Bon à savoir

Une activité physique régulière vous apporte des bénéfices en ce qui concerne tous les facteurs de risque cardio-vasculaire.

- **Sur la pression artérielle, par exemple, on peut attendre une baisse de 5 à 10 mmHg sur les deux chiffres et passer ainsi de 15/9 à 14/8 par exemple.**
- **Sur les chiffres de bon cholestérol (HDL), l'augmentation peut atteindre 10 %.**

› À propos de l'endurance fondamentale (résistance douce, footing, running, etc..)

L'ENDURANCE FONDAMENTALE EST UNE DES NOMBREUSES FORMES DE COURSE DONT LE PRINCIPE EST L'UTILISATION D'UNE VITESSE BASSE MAIS CONSTANTE (FRÉQUENCE CARDIAQUE AUTOUR DE 120 PLS/MIN) POUR AMÉLIORER LES CAPACITÉS À DURER DE L'INDIVIDU. On dit que ce sont les fondations de l'entraînement. Ce type d'effort de faible intensité peut durer de nombreuses heures (marathons, ultratrails, etc.) compte tenu de la filière énergétique (en l'occurrence lipidique = qui consomme le gras) sollicitée par le corps. L'expérience, le mental, le vécu et l'entraînement influent fortement sur la capacité à soutenir dans le temps ce type d'effort. Le temps d'effort n'est pas limité par l'utilisation des filières énergétiques ou par un manque d'oxygène dans les muscles, mais seulement par le mental et le ressenti de chacun. Il est donc indispensable lors des premières sorties d'entraînement de course d'adopter une démarche progressive et adaptée à l'objectif.

» On considère que pour une personne entraînée, 100 g de graisse stockée sont consommés pendant une séance type d'une heure en endurance fondamentale. Si vous en faites dix dans le mois, c'est 1 kg de perdu. Rien qu'en courant. Pas mal, non ?

Une sortie d'une heure (séance type en endurance fondamentale) demande plusieurs semaines d'entraînement pour un débutant. Temps nécessaire à l'adaptation du corps à l'effort, afin de pouvoir pratiquer

sans risque ce type de sortie. On considère que pour une personne entraînée, 100 g de graisse stockée sont consommés pendant une séance type d'une heure en endurance fondamentale. Si vous en faites dix dans le mois, c'est 1 kg de perdu. Rien qu'en courant. Pas mal, non ?
Lorsqu'une sortie d'une heure ne présente plus de difficulté physique ou mentale, on pourra dire que votre corps s'est adapté à ce type d'effort et que, maintenant, il fournit l'énergie minimale pour faire fonctionner la machine. Il devient alors nécessaire de varier les types d'entraînement et par voie de conséquence les métabolismes et les muscles sollicités.

» Ces séances, que certains nomment « nano-entraînements », seront basées sur une alternance d'effort et de récupération. Ce sont des séances dites « de qualité ».

L'INTRODUCTION DE NOUVELLES SÉANCES FONDÉES SUR LES VARIATIONS D'ALLURE DE COURSE DOIT PERMETTRE AU CORPS D'AMÉLIORER SA VO2max AINSI QUE SES PERFORMANCES MUSCULAIRES. Elles doivent aussi permettre à l'individu de rompre avec la monotonie des séances dites « longues ». Ces séances, que certains nomment « nano-entraînements », seront basées sur une alternance d'effort et de récupération. Ce sont des séances dites « de qualité ». Surtout, qu'elles ne vous fassent pas abandonner pour autant les séances d'endurance fondamentale qui demeurent les fondations à préserver.
Après les 40 jours, je vous conseille donc de faire une séance hebdomadaire de Fartlek, qui s'apparente au 30 x 30 que nombre de *runners* connaissent. Le principe de travail et de récupération est le même dans les deux cas mais le 30x30, qui a été vulgarisé par un grand mensuel de course à pied, se révèle moins efficace que le Fartlek. Inventé par les Suédois dans les années 1970, le Fartlek (à pratiquer en extérieur) vise à l'amélioration de la VO2max par un travail court au seuil aérobie. La séance se décompose en séries de répétitions. Il s'agit d'alterner le travail au seuil et des récupérations très lentes. En suédois, il signifie littéralement « jeu de vitesse ».
Chaque temps de travail est égal au temps de récupération, à l'exception d'une répétition qui aura un demi-temps de récupération. Une séance normale se décompose en deux ou trois séries (suivant l'expérience de l'individu sur ce type d'exercice et le but qu'il recherche) avec 3 min de récupération très lente entre chacune d'elles. Mais pour votre toute première scéance, je vous conseille de ne faire qu'une seule série. Munissez-vous alors de votre cardio-fréquencemètre.
Dernière précision : la durée du travail au seuil d'une série correspond à un temps de soutien de la VO2max.

Lexique

Pour bien maîtriser les exercices que je vais vous proposer, comprendre ce que je vais vous demander de faire, et donc profiter pleinement de votre entraînement, il est essentiel que vous possédiez quelques notions simples.

La puissance maximale aérobie (PMA) La puissance maximale aérobie est la puissance maximale développée par le corps au cours d'un effort (elle se calcule en watts et ne se mesure qu'en laboratoire ou sur un vélo équipé pour cela).

Le volume d'oxygène max (VO2max) C'est la capacité maximale du corps à consommer de l'oxygène. Elle se calcule en volume d'oxygène maximal transporté par le sang, en un temps donné, à un effort maximal. Elle aussi se calcule en laboratoire.

La vitesse maximale aérobie (VMA) C'est la vitesse atteinte lorsque l'on est à VO2max. C'est aussi ce que l'on nomme le seuil anaérobie, c'est-à-dire le moment de décrochage par manque d'oxygène dans le muscle. On peut calculer la VMA en laboratoire, par test terrain (en faisant du Fartlek), ou en théorie lorsque l'on est à fréquence cardiaque maximale (FCMA).

Aérobie C'est être en équilibre d'oxygène.

Travail au seuil (anaérobie) C'est l'entraînement à la limite de l'équilibre d'oxygène. Quand j'étais cycliste, mon seuil se situait à 193 pls/min (pulsations par minute). Le travail au seuil s'effectuait donc aux alentours de 190 pls/min.

Seuil C'est la limite de l'équilibre d'oxygène.

Temps de soutien C'est la durée pendant laquelle on peut effectuer un travail au seuil (généralement de 5 à 7 min suivant les individus et le passé sportif de chacun).

À noter *Les courbes de la VO2max, de la FCM, de la VMA et de la PMA se rejoignent au seuil anaérobie.*

› Déroulé d'une séance type de Fartlek :

Échauffement : 20 min

1re SÉRIE :

- 1re répétition (elle termine l'échauffement) : 30 s à 80 % du seuil puis 30 s de récupération (on peut marcher pendant la récupération)
- 1 min à 80 % du seuil puis 1 min de récupération
- 2 min à 80 % du seuil puis 1 min de récupération

- 2e répétition : 30 s au seuil puis 30 s de récupération
- 1 min au seuil puis 1 min de récupération
- 2 min au seuil puis 1 min de récupération

- 3e répétition : 30 s au seuil puis 30 s de récupération
- 1 min au seuil puis 1 min de récupération
- 2 min au seuil puis 1 min de récupération

À l'issue de cette première série, faire 3 min de récupération très lente. Le but : faire chuter le taux de lactates (acide lactique) des muscles et permettre au coureur de récupérer sur un plan mental.

2e SÉRIE :

- 1re répétition : 30 s au seuil puis 30 s de récupération (on peut marcher pendant la récupération)
- 1 min au seuil puis 1 min de récupération
- 2 min au seuil puis 1 min de récupération

- 2e répétition : 30 s au seuil puis 30 s de récupération
- 1 min au seuil puis 1 min récupération
- 2 min au seuil puis 1 min de récupération

- 3e répétition : 30 s au seuil puis 30 s de récupération
- 1 min au seuil puis 1 min de récupération
- 2 min au seuil puis 1 min de récupération

Récupérez pendant 3 min.

Puis, si nécessaire, vous pourrez enchaîner une troisième série.

3e SÉRIE :

- Voir le déroulé de la 2e série.

À l'issue de l'ensemble des séries, effectuer 10 min de récupération à vitesse très, très lente.

Pour régler votre vitesse lors de ces séances, vérifiez avec votre cardio-fréquencemètre que les pulsations pendant les temps de course sont comprises entre 160 pls/min et votre FCM aérobie (seuil).
À noter : *lors de la première répétition de la première série, la fréquence cardiaque doit se situer entre 140 et 160 pls/min.*

À EFFECTUER UNE FOIS PAR SEMAINE AU MAXIMUM

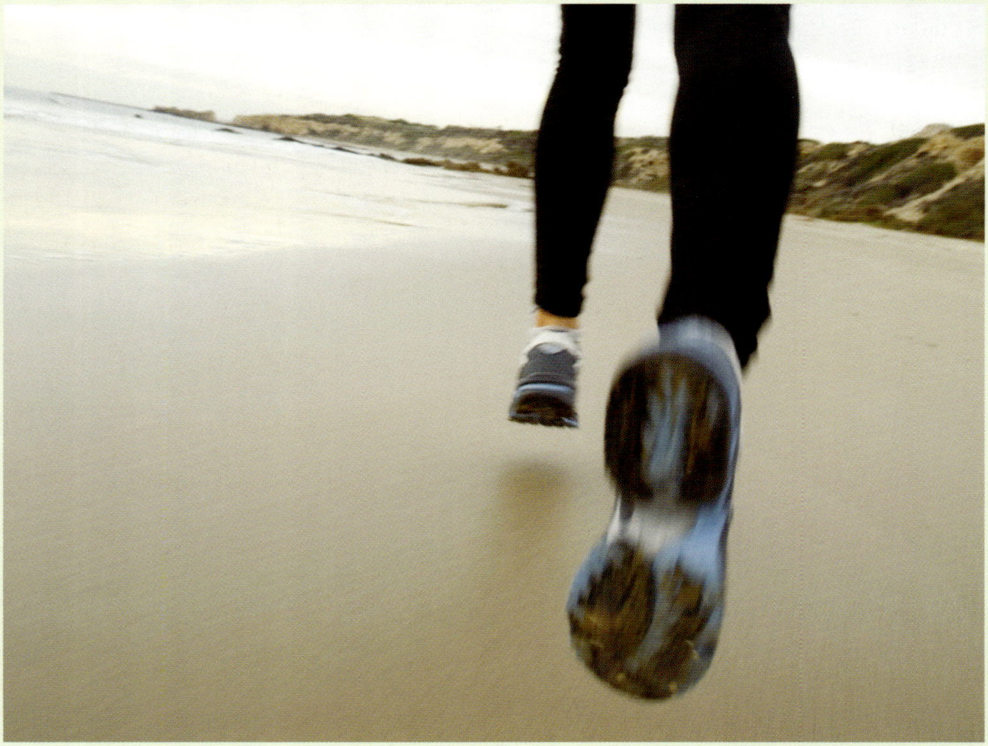

Retrouvez l'ensemble des exercices en p. 102.

C’est parti pour 40 jours

VOUS AVEZ TIRÉ UN TRAIT SUR LE SPORT ? VOTRE RYTHME DE VIE, VOS HABITUDES VOUS ONT RETIRÉ TOUT ESPOIR DE RETROUVER UNE LIGNE, VOIRE D’ARRIVER À UNE BELLE CONDITION PHYSIQUE ? Je vous garantis qu’en suivant, **rigoureusement,** le programme de ces 40 jours, vous allez vous étonner ! Votre état général, votre apparence, votre moral vont s’en trouver bouleversés. C’est une véritable métamorphose qui va s’opérer. De surcroît, vous poserez les bases d’une santé durable et disposerez des outils pour la conserver.

Si vous êtes un athlète, quels que soient votre discipline et votre niveau, en appliquant cette méthode après une période de repos, ou à l’issue d’une convalescence après une blessure, vous allez rapidement augmenter votre métabolisme et assainir votre capital ostéotendineux, musculaire et cardio-vasculaire. Vous serez alors fin prêt pour attaquer votre préparation spécifique. C’est à vous de prendre le contrôle !

> » C’est le moment de prendre le contrôle. Aucun *alien* ne pilote votre corps et votre esprit. C’est vous le maître.

› Semaine 0

L’IDÉE QUE L’ON VA DEVOIR MANGER UN SEUL ET MÊME ALIMENT (PAR EXEMPLE UNE POMME) TROIS FOIS PAR JOUR, DURANT 3 JOURS ENTIERS, SOIT NEUF REPAS, N’EST JAMAIS FACILE. En avez-vous la volonté, le courage ? Ou avez-vous peur ? Croyez-vous être incapable de décider de faire ce qui est bon pour vous, pour votre santé ? C’est le moment de prendre le contrôle. Aucun alien ne pilote votre corps et votre esprit. C’est vous le maître. Pour entamer une pareille aventure, une seule chose est nécessaire : vous aimer suffisamment, vous respecter. Pensez aussi que, ce faisant, vous allez déstresser vos petites armées intérieures. Toujours pas sûr de tenir le coup ? Pas de panique. Sachez que votre sang contient des réserves nutritives pour au moins 48 heures ; ensuite, l’organisme commence à puiser dans les cellules graisseuses. Cela vous laisse de la marge !

POUR COMMENCER À VIDER L’INTESTIN, je vous conseille, idéalement, de ne manger aucune protéine animale dans les 2 jours précédant le début de la monodiète et,

» Toujours pas sûr de tenir le coup ? Pas de panique. Sachez que votre sang contient des réserves nutritives pour au moins 48 heures ; ensuite, l'organisme commence à puiser dans les cellules graisseuses.

surtout, de ne pas dîner la veille. Si la perspective de jeûner le soir avant de démarrer ces 3 jours vous semble trop difficile, préparez-vous une bouillie de légumes verts. Inspirez-vous des recettes du chef Giuliano Sperandio (voir p.157). Cela vous aidera à passer le cap et enclenchera le processus de décrassage.

Au matin du deuxième jour, diluez un sachet de 30 g de sulfate de magnésium (sauf les personnes souffrant d'insuffisance rénale) dans un demi-litre d'eau (le sulfate de magnésium est en vente libre en pharmacie). À prendre au réveil. Cela va agresser l'intestin, provoquer une petite inflammation des muqueuses, donc une diarrhée. Ensuite, l'écosystème intestinal se reconstituera naturellement. Il est hautement indiqué de choisir un jour de week-end où vous serez tranquille, chez vous, pour prendre le sulfate de magnésium. Démarrez donc la monodiète soit un vendredi, soit un samedi.

Semaine 0

	PETIT DÉJEUNER	10 H	DÉJEUNER
VENDREDI	Carte blanche.	Thé vert ou infusion de thym.	Carte blanche.
SAMEDI	2 ou 3 pommes ou 400 g de raisin suivant la saison (voir p. 117-119).	Idem vendredi.	2 ou 3 pommes ou 400 g de raisin suivant la saison (voir p. 117-119).
DIMANCHE	1 sachet de sulfate de magnésium (30 g) dilué dans un demi-litre d'eau à boire à jeun. Puis 30 min plus tard 2 ou 3 pommes ou 400 g de raisin suivant la saison (voir p. 117-119).	Idem vendredi.	Idem samedi.

Règles d'or (à retenir si vous allez au restaurant)

Au long de cette diète, on ne pèse aucun aliment. L'idée est d'être à l'écoute de son corps, de sentir le moment où l'on est juste rassasié afin de ne pas se goinfrer. Sortir de table avec l'estomac léger est recommandé surtout le soir, afin de ne pas surcharger le travail intestinal pendant la nuit, période de récupération et de régénération.

Voici les règles à suivre absolument : aucun laitage, aucun alcool, aucun sucre, ni rapide ni lent, après déjeuner, aucun pain en dehors du petit déjeuner, aucun thé noir ni café

À partir de la semaine 1 de la diète :

- 3 viandes (2 blanches, 1 rouge) + 2 poissons (ou un fruit de mer + un poisson) par semaine ;
- sucres lents seulement le midi (exclusivement des pâtes complètes ou du riz complet ou sauvage ou thaï) et pas plus de trois fois par semaine. Ne jamais les mélanger avec les protéines au cours d'un même repas ;
- pour ceux qui souhaitent sucrer leur thé vert, ne le faites qu'avec du sirop d'agave.

Acheter : huile de Haarlem, sulfate de magnésium en sachets de 30 g, 1 centrifugeuse.

D'une manière générale, les légumes (hors féculents) sont **à volonté.**

16 H	DÎNER	AU COUCHER	EXERCICES
Jeûne.	Jeûne.	1 infusion de thym très jaune et 2 capsules d'huile de Haarlem ou de Dépuratum.	
Thé vert ou infusion de thym non sucrés.	2 ou 3 pommes ou 400 g de raisin suivant la saison (voir p. 117-119).	1 infusion de thym très jaune.	
Idem samedi.	Idem samedi.	Idem samedi.	

Semaine 0

Semaine 1

	PETIT DÉJEUNER	10 H	DÉJEUNER
LUNDI	2 ou 3 pommes ou 400 g de raisin suivant la saison (voir p. 117-119).	Thé vert + 1 poignée de fruits secs : amandes.	2 ou 3 pommes ou 400 g de raisin suivant la saison (voir p. 117-119).
MARDI	1 jus de fruits frais *. Attendre 15 min. Poursuivre avec 1 thé vert, 2 tranches de pain beurré + 1 poignée de fruits secs : amandes + banane.	Idem lundi.	1 avocat + pâtes complètes avec des épinards sautés à l'ail.
MERCREDI	Idem mardi.	Idem lundi.	Blanc de poulet avec de la mâche ou de la rougette et vinaigrette moutarde**
JEUDI	Idem mardi.	Idem lundi.	1 avocat + soupe avec orge et légumes.
VENDREDI	Idem mardi.	Idem lundi.	Saumon mi-cuit, mesclun et pourpier, vinaigrette à l'oignon.
SAMEDI	Idem mardi.	Idem lundi.	Bœuf grillé ou poêlé, salade de roquette, tomates cerises, vinaigrette soja et citron vert.
DIMANCHE	Idem mardi.	Idem lundi.	Riz basmati, petits pois sautés.

* Une pomme + une orange + un fruit de saison + une carotte à la centrifugeuse.

16 H	DÎNER	AU COUCHER	EXERCICES
Thé vert. Le reste du temps, hydratez-vous à l'eau tempérée.	2 ou 3 pommes ou 400 g de raisin suivant la saison (voir p. 117-119).	1 infusion de thym très jaune.	
Idem lundi.	Carottes râpées avec des herbes fraîches et vinaigrette moutarde.	1 infusion de thym très jaune.	**30 MIN DE FOOTING EN ENDURANCE FONDAMENTALE (voir double page suivante)**
Idem lundi.	Un plat de carottes à l'étuvée et herbes fraîches + 1 salade verte avec des graines germées.	1 infusion de thym très jaune.	
Thé vert + 1 fruit de saison.	Salade de tomates, olives, cébette, basilic, oignon rouge.	1 infusion de thym très jaune + 2 capsules d'huile de Haarlem ou de Dépuratum.	**PREMIÈRE SÉANCE DE MUSCULATION (voir double page suivante)**
Idem jeudi.	Crème de carottes, cumin et coriandre fraîche + 1 salade verte avec des graines germées.	1 infusion de thym.	
Idem jeudi.	Crème de petits pois, fromage de chèvre frais + 1 salade verte avec graines germées.	1 infusion de thym très jaune + 2 capsules d'huile de Haarlem ou de Dépuratum.	**PREMIÈRE SÉANCE MIXTE (voir double page suivante)**
Idem jeudi.	Courgettes vapeur, aneth, huile d'olive + salade laitue + bol de graines germées et tomates cerises, vinaigrette balsamique, coriandre fraîche.	1 infusion de thym très jaune.	

** Toutes les recettes de la mise en place alimentaire composées par Giuliano Sperandio sont à retrouver à partir de la page 142.

Exercices *(voir détail des exercices p. 102 à 116)*

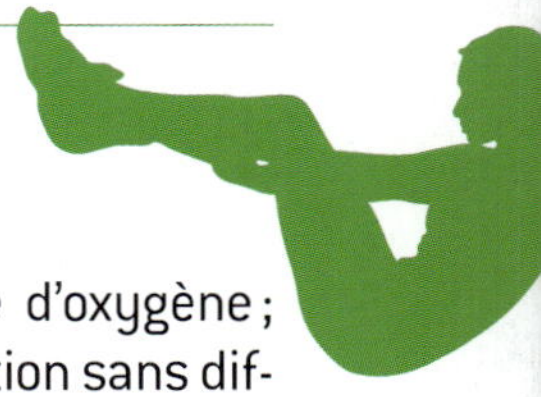

› Mardi : 30 min de footing en endurance fondamentale

Courir en endurance fondamentale, c'est-à-dire toujours en équilibre d'oxygène ; vous êtes durant tout l'entraînement capable d'entretenir une conversation sans difficulté. Foulée rasante, économique, on n'essaie pas de lever les genoux. Il s'agit de réapprivoiser son corps sans le traumatiser. Vous ressentirez bien entendu des courbatures les jours suivants, en particulier le deuxième jour.

› Jeudi : première séance de musculation

- **Exercice 1 :** 2 séries de 12 squats haltéro avec un manche à balai dans les mains.
- **Exercice 2 :** 3 séries de 12 squats + 30 s de chaise avec 2 min 30 de récupération entre chaque série.
- **Exercice 3 :** 3 séries de 12 fentes de chaque jambe avec 2 min de récupération entre chaque série.
- **Exercice 4 :** 3 séries d'autant de pompes que vous êtes capable de faire avec 2 min de récupération entre chaque série. Précision : pour celles ou ceux qui n'y arrivent pas, prenez appui sur vos genoux.
- **Exercice 5 :** 3 séries de gainage : tenir la position 20 s avec 1 min de récupération entre chaque série.
- **Exercice 6 :** 3 séries de 12 roulettes ou mouvement du grimpeur avec 30 s de récupération entre chaque série.

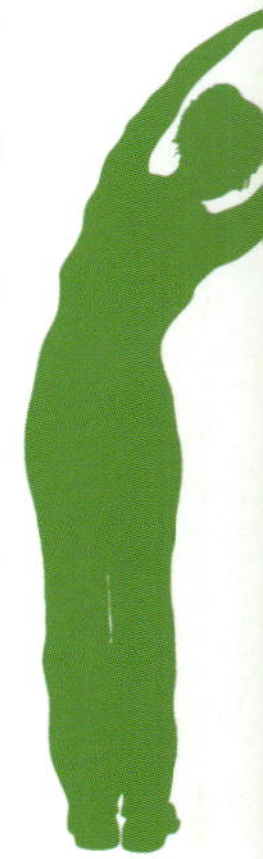

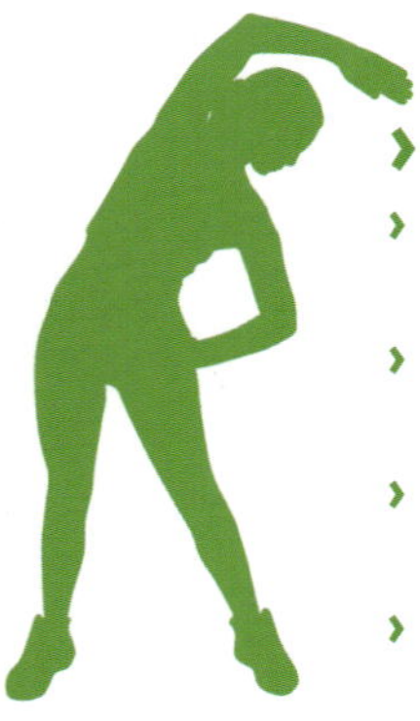

› Samedi : première séance mixte

- **Exercice 1 :** 3 séries de 12 fentes de chaque jambe avec 2 min de récupération entre chaque série.
- **Exercice 2 :** 3 séries d'isométrie-pompes, tenir la position 30 s pour les hommes, 15 s pour les femmes, avec 1 min 30 de récupération entre chaque série.
- **Exercice 3 :** breakdance, 3 séries de 12 enchaînements de chaque côté avec 1 min 30 de récupération entre chaque série.
- **Exercice 4 :** 3 séries de 12 abdos-ischio, de chaque jambe avec 1 min 30 de récupération entre chaque série.
- **Exercice 5 :** 2 séries d'isométrie-abdos-croisés, tenir la position 10 s de chaque côté.
- **Exercice 6 :** on finit par un footing de 30 min en endurance fondamentale.

› Le truc du coach

Prenez de bonnes habitudes : chaque fois que vous exécuterez un mouvement lors des exercices, essayez de sentir la contraction du muscle sollicité (indiqué sur chaque exercice), recherchez même la contraction maximale. Cela facilite le travail de proprioception : les connexions nerveuses se feront plus vite, et vous progresserez significativement.

› Pourquoi une monodiète plutôt qu'un jeûne ?

Pratique de régénération corporelle et spirituelle, le jeûne et ses vertus thérapeutiques (préventives ou curatives) sont connus depuis Hippocrate, père de notre médecine, qui le recommandait déjà au ve siècle avant J.-C. La personnalité préférée des Français, Yannick Noah, en est un émule contemporain, indiquant volontiers qu'il jeûne une à deux fois par an durant 2 semaines afin de renouveler ses cellules, de brûler les graisses et d'éliminer les toxines.
Mais se lancer dans cette expérience nécessite une initiation et un accompagnement. Les contre-indications médicales sont nombreuses : diabète, cancers, insuffisance rénale, grossesse, épuisement physique et/ou psychologique, dépression, névroses, etc. Un jeûne peut également provoquer des réactions physiques et émotionnelles parfois spectaculaires qui nécessitent d'être suivies par un praticien. Il vaut mieux l'entreprendre dans un environnement calme et à des périodes ni trop chaudes ni trop froides.
Surtout, il faut être mo-ti-vé ! Bref, on ne s'improvise pas jeûneur. La monodiète s'impose donc comme une solution plus accessible, plus douce, psychologiquement plus acceptable, mais pas moins efficace.

Semaine 2

	PETIT DÉJEUNER	10 H	DÉJEUNER
LUNDI	Jus de fruit ananas + fraise* + thé vert éventuellement sucré avec du sirop d'agave, 2 tranches de pain complet beurrées.	Thé vert + 1 poignée de fruits secs : amandes + banane.	Saumon mi-cuit, mesclun et pourpier, vinaigrette à l'oignon.
MARDI	Idem lundi.	Idem lundi.	1 avocat + pommes de terre pochées, herbes fraîches, olives et salade verte.
MERCREDI	Idem lundi.	Idem lundi.	Bœuf grillé ou poêlé, salade de roquette, tomates cerises, vinaigrette soja et citron vert.
JEUDI	Idem lundi.	Idem lundi.	1 avocat + soupe avec orge et légumes.
VENDREDI	Idem lundi.	Idem lundi.	Blanc de poulet grillé, épinards sautés à l'ail, vinaigrette à l'olive verte, citron au sel et origan.
SAMEDI	Idem lundi.	Idem lundi.	Agneau grillé, artichauts sautés.
DIMANCHE	Idem lundi.	Idem lundi.	Riz basmati, petit pois sautés.

* à la centrifugeuse.

16 H	DÎNER	AU COUCHER	EXERCICES
Thé vert + 1 fruit de saison.	Crème de carottes, cumin et coriandre + 1 salade verte avec des graines germées.	1 infusion de thym.	
Idem lundi.	Asperges grillées, moutarde et laitue + graines germées + tomates cerises.	1 infusion de thym.	**35 MIN DE FOOTING EN ENDURANCE FONDAMENTALE**
Idem lundi.	Légumes à la vapeur + 1 salade verte avec des graines germées.	1 infusion de thym.	
Idem lundi.	Salade de tomates, olives, cébette, basilic, oignon rouge + graines germées.	1 infusion de thym + 2 capsules d'huile de Haarlem ou de Dépuratum.	**SÉANCE DE MUSCULATION (voir double page suivante)**
Idem lundi.	Salade de carottes râpées + 1 salade verte avec des graines germées.	1 infusion de thym.	
Idem lundi.	Légumes grillés, salade de mesclun aux graines germées, vinaigrette moutarde.	1 infusion de thym + 2 capsules d'huile de Haarlem ou de Dépuratum.	**SÉANCE MIXTE (voir double page suivante)**
Idem lundi.	Salade de haricots verts et de rougette, vinaigrette et câpres.	1 infusion de thym.	

Semaine 2

Semaine 2

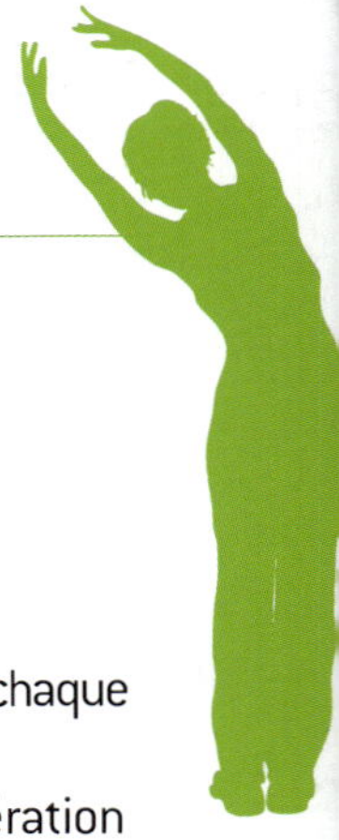

Exercices *(voir détail des exercices p. 102 à 116)*

› Mardi : 35 min de footing en endurance fondamentale

(Voir semaine 1)

› Jeudi : séance de musculation

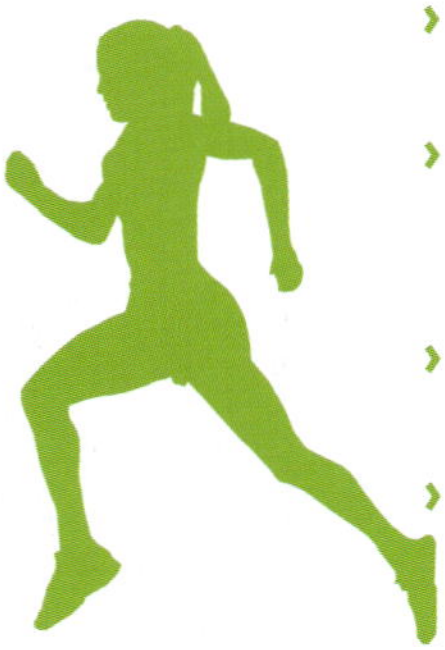

- **Exercice 1 :** 2 séries de 15 squats haltéro avec 1 min 30 de récupération entre chaque série.
- **Exercice 2 :** 3 séries de 15 squats + 30 s de chaise avec 2 min 30 de récupération entre chaque série.
- **Exercice 3 :** 3 séries de 12 fentes de chaque jambe avec 2 min de récupération entre chaque série.
- **Exercice 4 :** 3 séries d'autant de pompes que vous êtes capable de faire avec 2 min de récupération entre chaque série. Précision : pour celles ou ceux qui n'y arrivent pas, prenez appui sur vos genoux.
- **Exercice 5 :** 3 séries de gainage, tenir la position 30 s, avec 1 min 30 de récupération entre chaque série.
- **Exercice 6 :** 4 séries de 15 roulettes ou mouvement du grimpeur et 30 s de récupération entre chaque série.

› Samedi : séance mixte

- **Exercice 1 :** 3 séries de 15 fentes de chaque jambe avec 2 min de récupération entre chaque série.
- **Exercice 2 :** 3 séries d'isométrie-pompes, maintenir la position 30 s pour les hommes et 15 s pour les femmes, avec 1 min de récupération entre chaque série.
- **Exercice 3 :** breakdance, 3 séries de 12 enchaînements de chaque côté avec 1 min 30 de récupération entre chaque série.
- **Exercice 4 :** 3 séries de 15 abdos-ischio de chaque jambe avec 1 min 30 de récupération entre chaque série.
- **Exercice 5 :** 2 séries d'isométrie-abdos-croisés, tenir la position 12 s de chaque côté.
- **Exercice 6 :** 35 min de footing en endurance fondamentale.

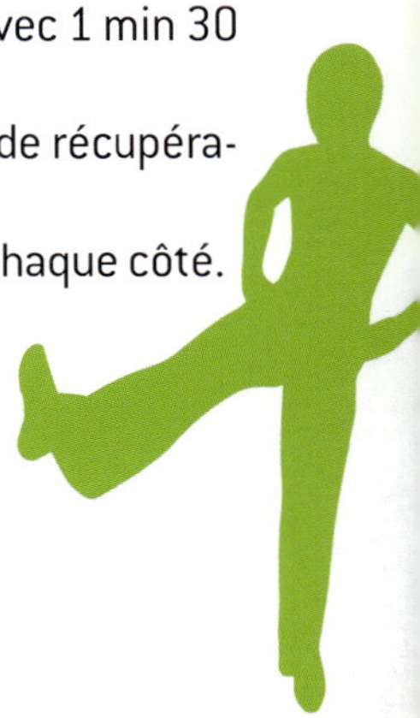

› Le truc du coach

Pendant l'effort, évitez de boire trop d'eau. À moins d'avoir des suées anormales ou de faire du sport en pleine chaleur, on ne peut synthétiser que 1 litre d'eau par heure. Si on en boit trop, et d'un coup, l'intestin n'a pas le temps de la digérer. On l'évacue très vite, sans profiter de ces apports nutritifs et en perdant des minéraux. Il faut boire juste, c'est-à-dire peu mais très régulièrement au cours de la journée.

› Mesdames, peur de prendre trop de muscles ?

C'est souvent la crainte de beaucoup de mes coachées que je lis dans leur regard dès que je prononce le mot « musculation ». C'est aussi parce qu'elles redoutent d'avoir de grosses cuisses que certaines préfèrent arrêter les cours de cycling. Rassurez-vous ! Votre système hormonal ne vous permet pas, de toute façon, de développer une grande masse musculaire. Votre taux de testostérone (qui préside à la synthèse des protéines servant de matériau de base aux muscles) est dix fois inférieur à celui des hommes. Parmi eux, ceux qui pratiquent 10 h de musculation par semaine peinent parfois à prendre 5 kg de muscles par an. Vous n'avez donc pas de souci à vous faire ! De plus, vous protégez votre capital osseux : le travail musculaire agit sur les tendons et les os auxquels ils sont reliés, obligeant l'organisme à les consolider.

Semaine 2

› Un conseil

Les pommes, les fraises, les cerises, le raisin ainsi que les poires, les nectarines et les framboises font partie des fruits les plus exposés aux contaminations par les pesticides (une pomme par exemple peut subir jusqu'à 27 traitements). Préférez, si vous le pouvez, des produits issus de l'agriculture biologique, principalement pour les fraises et les framboises. Pour les autres, rincez-les à l'eau vinaigrée avant de les consommer ou tout simplement retirez la peau.

› Quand votre corps vous rappelle que vous avez des muscles

Aïe, les courbatures ! Le jour suivant votre première séance de culture physique, et surtout le surlendemain, vous n'y couperez pas. Votre corps n'a plus l'habitude de travailler, et il n'apprécie pas du tout que vous lui changiez ses habitudes de paresseux. Alors il vous le fait savoir en vous envoyant des signaux multiples que vous serez peut-être tenté de traduire en excuses pour arrêter. Un peu facile… Ne vous laissez pas berner par votre corps, considérez que vos douleurs sont le signe que vous reprenez la barre du navire que vous aviez laissé à l'abandon. Ne lâchez pas, la deuxième semaine sera déjà plus facile. Votre corps va trouver des ressources pour se rendre la tâche moins ardue. Si vous avez bien suivi les 3 jours de monodiète, cela devrait être moins violent. Et si le soir de vos entraînements sportifs vous respectez la consigne d'une monodiète au dîner, vous récupérerez d'autant mieux. C'est une erreur de croire qu'il faut beaucoup manger après l'effort physique. Laissez votre organisme au repos, ne le surchargez pas avec une digestion laborieuse, surtout avant de vous coucher, afin que vos armées intérieures se concentrent sur son autorestauration.

› Laitage et ostéoporose : quand le remède devient poison

900 mg/jour, c'est l'apport en calcium actuellement conseillé en France pour un adulte. C'est 450 mg/jour de plus que dans les années 1970. Or, au cours de ces 35 dernières années, l'augmentation de la prise quotidienne de calcium dans notre alimentation, dont les deux tiers proviennent des laitages, a suivi la courbe ascendante de l'ostéoporose. Cette dégénérescence osseuse est cinq fois plus fréquente en Europe et en Amérique du Nord qu'en Asie ou en Afrique où, par ailleurs, la consommation de calcium laitier est minime, voire nulle[1]. Pourquoi ? Notre squelette se régénère en permanence. Ce processus dit de « remodelage osseux » s'accomplit grâce à l'action conjointe des ostéoclastes, chargés de la destruction du vieux tissu osseux, et des ostéoblastes, qui nous fabriquent des os neufs.

Le calcium laitier est un puissant acidifiant qui contrarie l'équilibre acido-basique de notre organisme. Celui-ci, pour compenser, va alors puiser automatiquement dans ses réserves alcalines, et notamment le carbonate de calcium contenu dans nos os, induisant une suractivité des ostéoclastes et des ostéoblastes. Si l'on consomme trop de laitages, dans un premier temps on va bien assister à un renforcement de la densité osseuse, mais, avec le temps, le processus de remodelage ralentit car nous n'avons qu'une réserve limitée d'ostéoblastes. Plus on les sollicite, plus vite ils s'épuisent, n'assurant plus pleinement leur mission restauratrice, tandis que les ostéoclastes poursuivent, eux, leur travail destructeur. Et l'ostéoporose s'installe. L'effet est amplifié chez les femmes au moment de la ménopause, quand les hormones femelles, qui participent à la protection du capital osseux, chutent fortement. Consommez trois à quatre produits laitiers par jour apparaît donc comme le plus sûr moyen de ne pas « faire de vieux os » !

---

[1] Thierry Souccar, *Lait, mensonges et propagande*, Vergèze, Thierry Souccar Éditions, 2008, p. 109-123 et 217-230.

Semaine 3

	PETIT DÉJEUNER	10 H	DÉJEUNER
LUNDI	Jus de fruits abricot, pêche, nectarine, carotte* + 1 thé vert éventuellement sucré avec du sirop d'agave, 2 tranches de pain complet beurrées.	Thé vert + 1 poignée de fruits secs : amandes et banane.	Carpaccio de bœuf, salade de roquette et tomates, vinaigrette à l'olive verte, citron et origan.
MARDI	Idem lundi.	Idem lundi.	1 avocat + pâtes complètes, pois gourmands pochés, ail haché et parmesan râpé.
MERCREDI	Idem lundi.	Idem lundi.	Poulet grillé, salade de haricots verts pochés, vinaigrette à l'oignon, coriandre fraîche.
JEUDI	Idem lundi.	Idem lundi.	1 avocat + bruschetta de pain complet, courgettes grillées, basilic et salade verte.
VENDREDI	Idem lundi.	Idem lundi.	Colin ou merlan, petits pois sautés, marjolaine, vinaigrette soja et citron vert.
SAMEDI	Idem lundi.	Idem lundi.	Agneau grillé, carottes étuvées, aneth.
DIMANCHE	Idem lundi.	Idem lundi.	Riz basmati, épinards vapeur assaisonnés avec de l'ail haché, jus de citron jaune, huile d'olive et fleur de sel.

* à la centrifugeuse.

16 H	DÎNER	AU COUCHER	EXERCICES
Thé vert + 1 fruit de saison.	Salade verte mixte, fonds d'artichaut crus en lamelles et fleur de sel, huile d'olive, jus de citron jaune + bol de graines germées et tomates cerises.	1 infusion de thym.	
Idem lundi.	Plat de carottes râpées, herbes fraîches et vinaigrette moutarde + 1 salade d'endives, paprika, huile d'olive moutarde.	1 infusion de thym.	**40 MIN DE FOOTING EN ENDURANCE FONDAMENTALE**
Idem lundi.	Salade verte mixte, courgettes crues en rondelles, assaisonnées au thym frais, fleur de sel, huile d'olive et jus de citron jaune + bol de graines germées et tomates cerises.	1 infusion de thym.	
Idem lundi.	Salade de tomates, concombre, poivron vert, olives, origan, oignon rouge ciselé, fromage feta émietté. Huile d'olive et jus de citron.	1 infusion de thym + 2 capsules d'huile de Haarlem ou de Dépuratum.	**SÉANCE DE MUSCULATION (voir double page suivante)**
Idem lundi.	Courgettes vapeur, aneth, huile d'olive. Laitue, vinaigrette balsamique et coriandre fraîche + bol de graines germées et tomates cerises.	1 infusion de thym.	
Idem lundi.	Crème de petits pois, fromage de chèvre frais + 1 salade verte avec des graines germées.	1 infusion de thym + 2 capsules d'huile de Haarlem ou de Dépuratum.	
Idem lundi.	Plat de carottes râpées.	1 infusion de thym.	**SÉANCE MIXTE (voir double page suivante)**

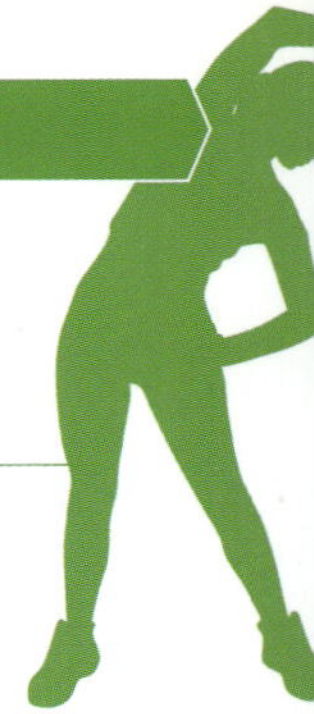

Semaine 3

Exercices *(voir détail des exercices p. 102 à 116)*

› Mardi : 40 min de footing en endurance fondamentale

[Voir semaine 1]

› Jeudi : séance de musculation

- **Exercice 1 :** 3 séries de 15 squats + 40 secondes de chaise avec 2 min 30 de récupération entre chaque série.
- **Exercice 2 :** 3 séries de 15 fentes de chaque jambe avec 1 min 30 de récupération entre chaque série.
- **Exercice 3 :** 3 séries d'autant de pompes que vous êtes capable de faire avec 2 min de récupération entre chaque série. Précision : pour celles ou ceux qui n'y arrivent pas, prenez appui sur vos genoux.
- **Exercice 4 :** 3 séries de gainage, tenir la position 30 s avec 1 min 30 de récupération entre chaque série.
- **Exercice 5 :** 4 séries de 20 roulettes ou mouvement du grimpeur avec 30 s de récupération entre chaque série.

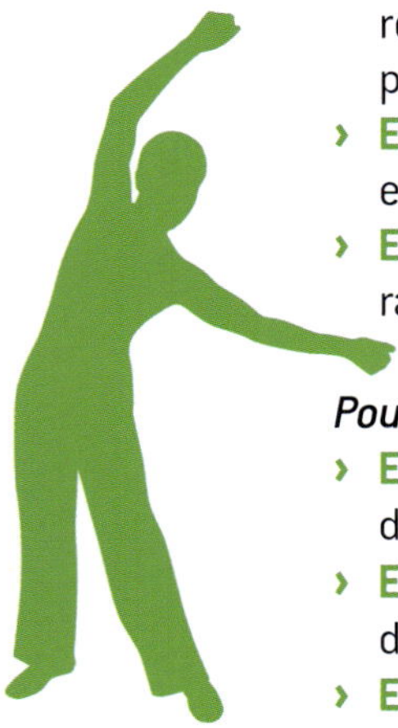

Pour ceux qui ont du matériel (haltères ou barre)

- **Exercice 1 :** 3 séries de 12 squats avec 2 x 5 kg soit 10 kg sur la barre + 40 secondes de chaise avec 2 min 30 de récupération entre chaque série.
- **Exercice 2 :** 3 séries de développé couché de 12 répétitions avec 2 x 10 kg, avec 2 min de récupération entre chaque série.
- **Exercice 3 :** 3 séries de 10 rowings avec 2 x 5 kg soit 10 kg sur la barre, avec 1 min 30 de récupération entre chaque série.
- **Exercice 4 :** développé épaules, 3 séries de 10 répétitions avec 2 x 5 kg soit 10 kg sur la barre.
- **Exercice 5 :** breakdance, 3 x 15 répétitions avec 1 min 30 de récupération entre chaque série.
- **Exercice 6 :** 4 séries de 20 roulettes ou mouvement du grimpeur avec 30 s de récupération entre chaque série.

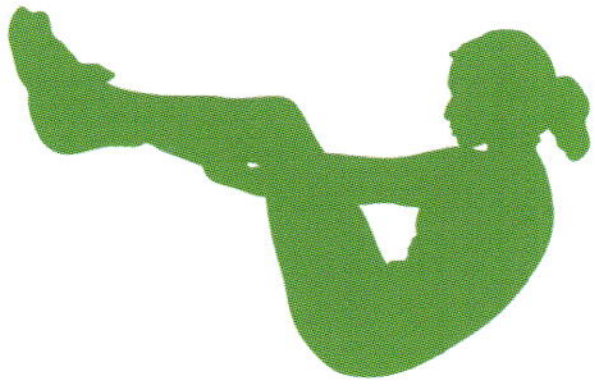

› Samedi : séance mixte

- › **Exercice 1 :** 3 séries de 20 fentes de chaque jambe avec 2 min de récupération entre chaque série.
- › **Exercice 2 :** 3 séries d'isométrie-pompes, maintenir la position 40 s pour les hommes et 20 s pour les femmes, avec 1 min de récupération entre chaque série.
- › **Exercice 3 :** breakdance, 3 séries de 15 enchaînements de chaque côté avec 1 min 30 de récupération entre chaque série.
- › **Exercice 4 :** 3 séries de 15 abdos-ischio de chaque jambe avec 1 min 30 de récupération entre chaque série.
- › **Exercice 5 :** 2 séries d'isométrie-abdos-croisés, tenir la position 15 s de chaque côté.
- › **Exercice 6 :** 40 min de footing en endurance fondamentale.

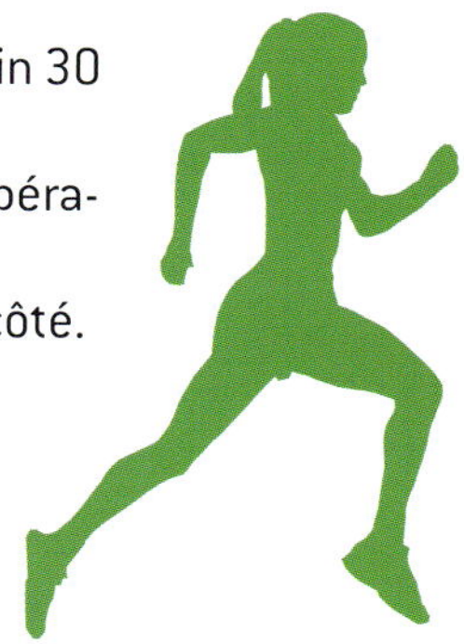

Pour ceux qui ont du matériel (haltères ou barre)

- › **Exercice 1 :** soulevé de terre, 3 séries de 10 répétitions avec 2 x 5 kg de chaque côté soit 10 kg sur la barre, avec 1 min 30 de récupération entre chaque série.
- › **Exercice 2 :** squats clavicules, 3 séries de 10 répétitions avec 2 x 5 kg soit 10 kg sur la barre, avec 1 min 30 de récupération entre chaque série.
- › **Exercice 3 :** épaulé-jeté, 3 séries de 10 répétitions avec 2 x 5 kg soit 10 kg sur la barre, avec 1 min 30 de récupération entre chaque série.
- › **Exercice 4 :** 3 séries de 15 abdos-ischio de chaque jambe avec 1 min 30 de récupération entre chaque série.
- › **Exercice 5 :** 2 séries d'isométrie-abdos-croisés, tenir la position 15 s de chaque côté.
- › **Exercice 6 :** 40 min de footing en endurance fondamentale.

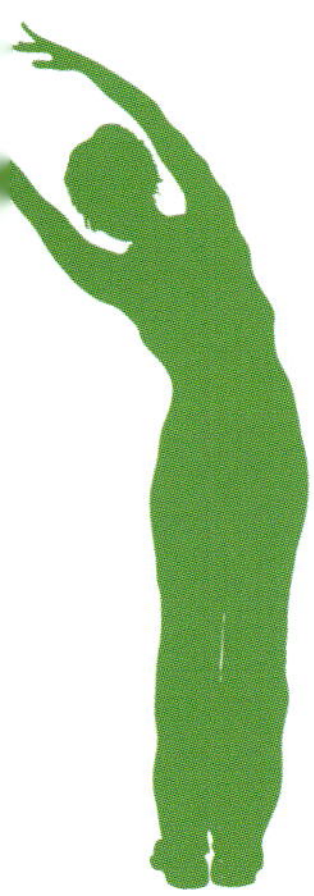

› Mal au dos quand vous faites des abdos ?

Vous n'êtes probablement pas assez concentré sur la recherche de la contraction du groupe musculaire sollicité. Bien maîtriser un geste, c'est une question de connexion nerveuse. Celle-ci s'effectue à force de répétition. Vous n'avez pas appris à écrire du jour au lendemain, et il a fallu que vous en fassiez, des lettres, des lignes pour y parvenir. C'est pareil pour les exercices physiques. Donc, ne soyez pas en colère contre vous si vous n'êtes pas arrivé à les exécuter parfaitement jusqu'ici. C'est en les répétant que l'acquisition nerveuse (la proprioception) s'effectue, que le corps va finir par recruter le groupe musculaire visé par l'exercice. Ce travail prend environ 3 semaines. Vous devriez commencer à sentir une nette amélioration dans les jours qui viennent, à condition bien sûr de soigner votre posture quand vous effectuez vos abdos. Cela vaut pour tous les groupes musculaires et tous les exercices.

› Le truc du coach

On vous trouve fatigué, les traits tirés ? Sans doute avez-vous déjà perdu du poids, c'est que vous êtes sur la bonne voie. Mais votre corps réclame de souffler, il va insinuer dans votre esprit de violentes pulsions, vous aurez envie de craquer en vous précipitant sur des cochonneries, snacks, bonbons, chocolat. On ne se défait pas d'une addiction au sucre aussi facilement. Un sevrage, quel qu'il soit, ne s'effectue pas sans difficulté. Plus vous êtes intoxiqué, plus dure est la troisième semaine. C'est un cap difficile, le corps est en train de lâcher prise, mais il continue de lutter pour que vous repreniez vos mauvaises habitudes. Si vous ressentez ce trouble, cette lassitude, je vous propose, pour une fois, d'avoir recours à un médicament et de faire une cure d'Arcalion 200 jusqu'à la fin de la diète (deux comprimés par jour au cours du petit déjeuner). C'est un antiasthénique très efficace, en vente libre sans ordonnance. Il va vous redonner la pêche et sera un vrai soutien pour passer cette phase. Vous avez déjà tenu 3 semaines, lâcher à la moitié du chemin serait un véritable gâchis.

› Ma-sti-quez !

J'ai l'habitude de dire à mes coachés que si leurs dents se trouvent dans leur bouche et pas dans leur estomac, ce n'est pas seulement pour faire joli. Bien prébroyés et insalivés entre vos mâchoires, les aliments sont plus facilement et plus efficacement traités par votre estomac et vos intestins. Les nutriments sont mieux assimilés, et pas stockés ou simplement éliminés sans avoir eu le temps de délivrer leurs propriétés. En mâchant avec application, vous envoyez aussi un message au cerveau, qui déclenche le phénomène de satiété. La mastication est donc votre meilleure alliée pour ne pas grossir. C'est aussi un bon exercice pour affiner votre sens du goût. Pensez-y…

Semaine 4

	PETIT DÉJEUNER	10 H	DÉJEUNER
LUNDI	Jus de fruits concombre, pomme verte, citron vert, coriandre* + 1 thé vert éventuellement sucré avec du sirop d'agave, 2 tranches de pain complet beurré.	Thé vert + 1 poignée de fruits secs : amandes et banane.	Saumon mi-cuit, mesclun et pourpier, vinaigrette à l'oignon.
MARDI	Idem lundi.	Idem lundi.	1 avocat + pâtes complètes, pois gourmands pochés, ail haché, parmesan râpé.
MERCREDI	Idem lundi.	Idem lundi.	Bœuf grillé ou poêlé, salade de roquette, tomates cerises, vinaigrette soja et citron vert.
JEUDI	Idem lundi.	Idem lundi.	1 avocat + riz basmati, épinard vapeur assaisonnés avec de l'ail haché.
VENDREDI	Idem lundi.	Idem lundi.	Agneau grillé, fonds d'artichaut sautés.
SAMEDI	Idem lundi.	Idem lundi.	Blanc de poulet grillé, carottes étuvées et aneth.
DIMANCHE	Idem lundi.	Idem lundi.	Pommes de terre pochées, herbes fraîches, olives et salade verte, vinaigrette balsamique.

* à la centrifugeuse.

16 H	DÎNER	AU COUCHER	EXERCICES
Thé vert + 1 fruit de saison.	Asperges grillées, salade de laitue, vinaigrette moutarde + 1 bol de graines germées et tomates cerises.	1 infusion de thym.	
Idem lundi.	Crème de carottes, cumin, coriandre + 1 salade d'endives, paprika, huile d'olive, moutarde.	1 infusion de thym très jaune + 2 capsules d'huile de Haarlem ou de Dépuratum.	**45 MIN DE FOOTING EN ENDURANCE FONDAMENTALE**
Idem lundi.	Légumes vapeur + 1 salade verte avec des graines germées.	1 infusion de thym.	
Idem lundi.	Salade de tomates, concombre, poivron vert, olives, origan, oignon rouge ciselé, feta émiettée + bol de graines germées.	1 infusion de thym très jaune + 2 capsules d'huile de Haarlem ou de Dépuratum.	**SÉANCE DE MUSCULATION (voir double page suivante)**
Idem lundi.	Légumes grillés, salade de mesclun et graines germées, vinaigrette moutarde.	1 infusion de thym très jaune.	
Idem lundi.	2 cuillerées à soupe d'huile d'olive avant votre récréation de la semaine : vous avez CARTE BLANCHE !	1 infusion de thym très jaune + 2 capsules d'huile de Haarlem ou de Dépuratum.	**SÉANCE MIXTE (voir double page suivante)**
Idem lundi.	Plat de carottes râpées, herbes fraîches, vinaigrette moutarde.	1 infusion de thym.	

Semaine 4

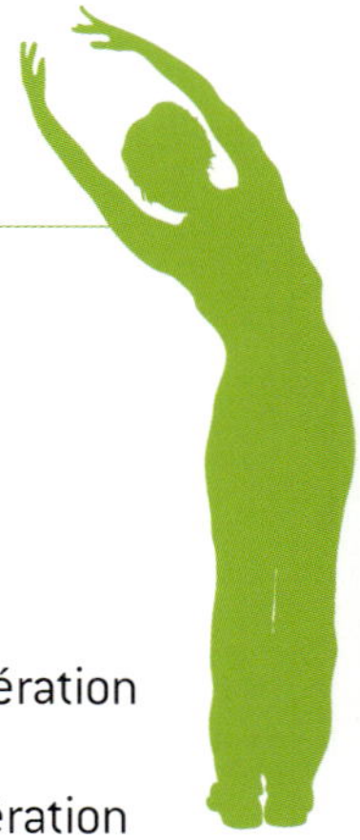

Exercices *(voir détail des exercices p. 102 à 116)*

› Mardi : 45 min de footing en endurance fondamentale

(Voir semaine 1)

› Jeudi : séance de musculation

- **Exercice 1 :** 3 séries de 20 squats + 45 s de chaise avec 2 min 30 de récupération entre chaque série.
- **Exercice 2 :** 3 séries de 20 fentes de chaque jambe avec 1 min 30 de récupération entre chaque série.
- **Exercice 3 :** 3 séries d'autant de pompes que vous êtes capable de faire avec 2 min de récupération entre chaque série. Précision : pour celles ou ceux qui n'y arrivent pas, prenez appui sur vos genoux.
- **Exercice 4 :** 3 séries de gainage, tenir la position 45 s avec 1 min 30 de récupération entre chaque série.
- **Exercice 5 :** 5 séries de 20 roulettes ou mouvement du grimpeur et 30 s de récupération entre chaque série.

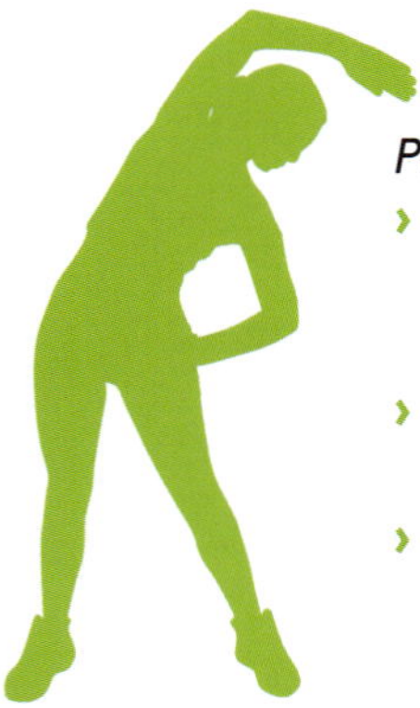

Pour ceux qui ont du matériel (haltères ou barre)

- **Exercice 1 :** 3 séries de 15 squats avec 2 x 7,5 kg soit 15 kg sur la barre pour les hommes et les femmes + 45 s de chaise, avec 2 min 30 de récupération entre chaque série.
- **Exercice 2 :** 3 séries de développé couché de 12 répétitions avec 2 x 10 kg pour les femmes, 2 x 15 kg pour les hommes, avec 2 min de récupération entre chaque série.
- **Exercice 3 :** 3 séries de 15 rowings avec 2 x 7,5 kg soit 15 kg sur la barre pour les hommes et 2 x 5 kg soit 10 kg sur la barre pour les femmes, avec 1 min 30 de récupération entre chaque série.
- **Exercice 4 :** développé épaules, 3 séries de 10 répétitions avec 2 x 7,5 kg soit 15 kg sur la barre pour les hommes et 2 x 5 kg soit 10 kg sur la barre pour les femmes.
- **Exercice 5 :** breakdance, 3 x 15 répétitions avec 1 min 30 de récupération entre chaque série.
- **Exercice 6 :** 4 séries de 20 roulettes ou mouvement du grimpeur avec 30 s de récupération entre chaque série.

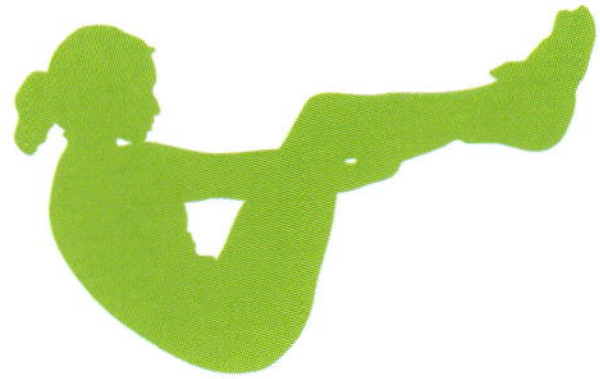

› Samedi : séance mixte

› **Exercice 1 :** 3 séries de 20 fentes de chaque jambe avec 1 min 30 de récupération entre chaque série.

› **Exercice 2 :** 3 séries d'isométrie-pompes, maintenir la position 45 s pour les hommes et 25 s pour les femmes, avec 1 min de récupération entre chaque série.

› **Exercice 3 :** breakdance, 3 séries de 20 enchaînements avec 1 min 30 de récupération entre chaque série.

› **Exercice 4 :** 3 séries de 20 abdos-ischio de chaque jambe avec 1 min 30 de récupération entre chaque série.

› **Exercice 5 :** 2 séries d'isométrie-abdos-croisés, tenir la position 20 s de chaque côté.

› **Exercice 6 :** 40 min de footing en endurance fondamentale.

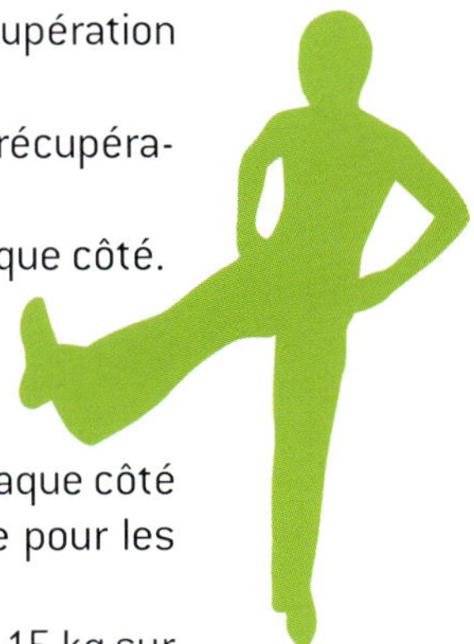

Pour ceux qui ont du matériel (haltères ou barre)

› **Exercice 1 :** soulevé de terre, 3 séries de 12 répétitions avec 2 x 7,5 kg de chaque côté soit 15 kg sur la barre pour les hommes et 2 x 5 kg soit 10 kg sur la barre pour les femmes, avec 1 min 30 de récupération entre chaque série.

› **Exercice 2 :** squats clavicules, 3 séries de 12 répétitions avec 2 x 7,5 kg soit 15 kg sur la barre pour les hommes et 2 x 5 kg soit 10 kg sur la barre pour les femmes, avec 1 min 30 de récupération entre chaque série.

› **Exercice 3 :** épaulé-jeté, 3 séries de 12 répétitions avec 2 x 7,5 kg soit 15 kg sur la barre pour les hommes et 2 x 5 kg soit 10 kg sur la barre pour les femmes, avec 1 min 30 de récupération entre chaque série.

› **Exercice 4 :** 2 séries d'isométrie-abdos-croisés, tenir la position 15 s de chaque côté.

› **Exercice 6 :** 40 min de footing en endurance fondamentale.

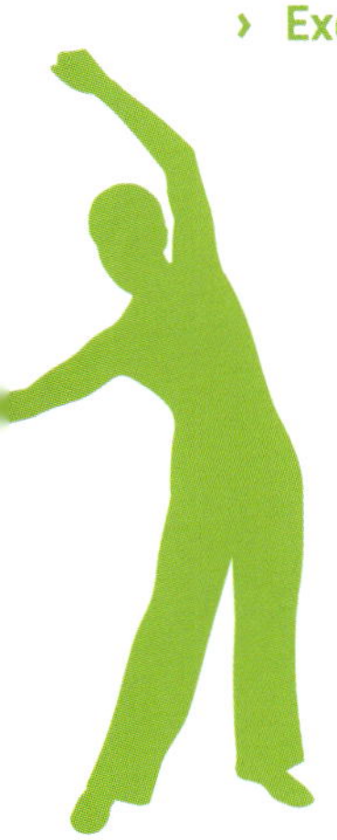

Semaine 4

› Du bon usage des micro-ondes

C'est si pratique, si facile, si rapide de faire chauffer ou réchauffer un plat au micro-ondes! Une poignée de secondes ou quelques minutes, et à table! En plus, c'est diététique : même pas besoin de matière grasse. Une invention du tonnerre. Oui, mais… Ce type de four, émettant des ondes électromagnétiques, est aussi fortement soupçonné de perturber le système endocrinien et immunitaire et de modifier la structure moléculaire de certaines protéines au point de rendre leur action toxique pour le fonctionnement d'organes vitaux comme le foie ou les reins. Le passage au micro-ondes altère également la structure des acides gras qui libèrent alors, par un processus d'oxydation, des radicaux libres. Il est aujourd'hui fortement déconseillé de faire chauffer les biberons au micro-ondes. N'en faites pas le roi de votre cuisine, plutôt un appareil d'appoint.

› Du pain complet, mais pas n'importe lequel

Du pain complet, oui, mais au levain naturel, exclusivement. N'hésitez pas à faire du lobbying auprès de votre boulanger. La levure chimique est terriblement acidifiante (voir tableau aliments acidifiants/alcalinisants); mélangée aux céréales complètes, elle produit de l'acide phytique qui est très décalcifiant. À choisir entre un pain blanc ou un pain complet à la levure chimique, mieux vaut encore le pain blanc.

› L'art de l'écart

Le samedi soir, lâchez-vous ! Vous avez carte blanche, mangez, buvez ce qui vous fait envie et dans la quantité que vous voulez ! Surtout, ne culpabilisez pas ! Être trop sage ne vaut guère mieux que de ne pas l'être du tout. Cet écart va permettre d'agresser votre organisme et de déclencher des phénomènes surcompensatoires qui vont renforcer le terrain. Comme c'est ponctuel, votre corps aura le temps de se réorganiser. Mais, avant tout, vous allez vous étonner, en réalisant que vous avez des limites. Ce gueuleton va vous démontrer par A + B qu'en surchargeant l'organisme, il répond. Son message devrait être grosso modo celui-ci : « Je suis ballonné, nauséeux, pas bien, stop ! » Vous verrez… C'est le signe que vous êtes repassé en mode « centrifuge », un état où le corps élimine en permanence les toxicités. Cela engendre des réactions variées suivant les situations, et peu agréables : éruptions cutanées, vomissements, fièvres, etc., mais ces manifestations sont un bon signe, elles indiquent que votre force vitale refonctionne à plein régime. À l'opposé, lorsque vous êtes en mode « centripète », votre corps est anesthésié, il n'envoie que peu ou pas de messages, il ne proteste pas quoi que vous lui fassiez endurer. Cela se vérifie chez les alcooliques, par exemple, qui ne sont jamais « soûls ». Le corps a de grosses capacités à encaisser, mais il a aussi ses limites. Un jour ou l'autre, il arrive à son point de rupture, et c'est le gros pépin de santé.

Semaine 5

	PETIT DÉJEUNER	10 H	DÉJEUNER
LUNDI	Jus de pastèque, fraise, citron vert, menthe fraîche* + 1 thé vert éventuellement sucré avec du sirop d'agave, 2 tranches de pain complet beurrées.	Thé vert + 1 poignée de fruits secs : amandes et noisettes.	Bœuf grillé ou poêlé, salade de roquette, tomates cerises, vinaigrette soja et citron vert.
MARDI	Jus de fruits, concombre, pomme verte, citron vert, coriandre* + 1 thé vert éventuellement sucré avec du sirop d'agave, 2 tranches de pain complet beurré.	Idem lundi.	1 avocat + riz basmati, petits pois sautés.
MERCREDI	Idem mardi.	Idem lundi.	Saumon mi-cuit, mesclun et pourpier, vinaigrette à l'oignon.
JEUDI	Idem mardi.	Idem lundi.	1 avocat + pâtes complètes, pois gourmands pochés, ail haché et parmesan râpé.
VENDREDI	Idem mardi.	Idem lundi.	Colin ou merlan, petits pois sautés, marjolaine, vinaigrette soja et citron vert.
SAMEDI	Idem mardi.	Idem lundi.	Agneau grillé, fonds d'artichaut sautés.
DIMANCHE	Idem mardi.	Idem lundi.	Pommes de terre pochées, herbes fraîches, olives et salade verte, vinaigrette balsamique.

* à la centrifugeuse.

16 H	DÎNER	AU COUCHER	EXERCICES
Thé vert + 1 fruit de saison.	Asperges grillées, salade de laitue et graines germées, vinaigrette moutarde.	1 infusion de thym.	
Idem lundi.	Salade verte mixte, courgettes crues en rondelles, assaisonnées avec thym frais, fleur de sel, huile d'olive, 1 jus de citron jaune + tomates cerises.	1 infusion de thym.	**50 MIN DE FOOTING EN ENDURANCE FONDAMENTALE**
Idem lundi.	Salade de tomates, concombre, poivron vert, olives, origan, oignon rouge ciselé, feta émiettée + bol de graines germées.	1 infusion de thym.	
Idem lundi.	Crème de carottes, cumin et coriandre + salade de mâche, huile d'olive, moutarde et ail haché.	1 infusion de thym très jaune + 2 capsules d'huile de Haarlem ou de Dépuratum.	**SÉANCE DE MUSCULATION (voir double page suivante)**
Idem lundi.	Courgettes vapeur, aneth, huile d'olive et salade de laitue + bol de graines germées et tomates cerises, vinaigrette balsamique, coriandre fraîche.	1 infusion de thym très jaune	
Idem lundi.	2 cuillerées à soupe d'huile d'olive avant votre récréation de la semaine : vous avez CARTE BLANCHE !	1 infusion de thym très jaune + 2 capsules d'huile de Haarlem ou de Dépuratum.	**SÉANCE MIXTE (voir double page suivante)**
Idem lundi.	Plat de carottes râpées, herbes fraîches, vinaigrette moutarde.	1 infusion de thym.	

Semaine 5

Exercices *(voir détail des exercices p. 102 à 116)*

› Mardi : 50 min de footing en endurance fondamentale

(Voir semaine 1)

› Jeudi : séance de musculation

- **Exercice 1 :** 3 séries de 20 squats + 50 s de chaise avec 2 min de récupération entre chaque série.
- **Exercice 2 :** 3 séries de 25 fentes de chaque jambe avec 1 min 30 de récupération entre chaque série.
- **Exercice 3 :** 3 séries d'autant de pompes que vous êtes capable de faire avec 2 min de récupération entre chaque série. Précision : pour celles ou ceux qui n'y arrivent pas, prenez appui sur vos genoux.
- **Exercice 4 :** 3 séries de gainage, tenir la position 50 s avec 1 min 30 de récupération entre chaque série.
- **Exercice 5 :** 7 séries de 30 roulettes ou mouvement du grimpeur avec 30 s de récupération entre chaque série.

Pour ceux qui ont du matériel (haltères ou barre)

- **Exercice 1 :** 3 séries de 20 squats avec 2 x 10 kg soit 20 kg sur la barre pour les hommes et 2 x 7,5 kg soit 15 kg sur la barre pour les femmes + 50 s de chaise, avec 2 min 30 de récupération entre chaque série.
- **Exercice 2 :** 3 séries de développé couché de 15 répétitions avec 2 x 15 kg soit 30 kg sur la barre pour les hommes et 2 x 10 kg soit 20 kg sur la barre pour les femmes, avec 2 minutes de récupération entre chaque série.
- **Exercice 3 :** 3 séries de 15 rowings avec 2 x 10 kg soit 20 kg sur la barre pour les hommes et 2 x 5 kg soit 10 kg sur la barre pour les femmes, avec 1 min 30 de récupération entre chaque série.
- **Exercice 4 :** développé épaules, 3 séries de 12 répétitions avec 2 x 10 kg soit 20 kg sur la barre pour les hommes et 2 x 5 kg soit 10 kg sur la barre pour les femmes.
- **Exercice 5 :** breakdance, 3 x 15 répétitions avec 1 min 30 de récupération entre chaque série.
- **Exercice 6 :** 4 séries de 20 roulettes ou mouvement du grimpeur avec 30 s de récupération entre chaque série.

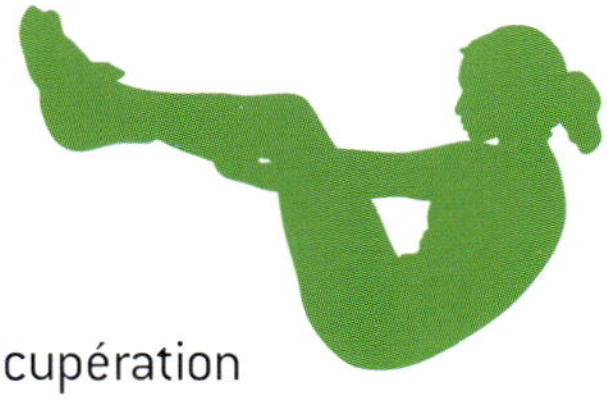

› Samedi : séance mixte

- **Exercice 1 :** 3 séries de 25 fentes de chaque jambe avec 1 min 30 de récupération entre chaque série.
- **Exercice 2 :** 3 séries d'isométrie-pompes, maintenir la position 50 s pour les hommes et 35 s pour les femmes, avec 1 min de récupération entre chaque série.
- **Exercice 3 :** breakdance, 3 séries de 20 enchaînements de chaque côté avec 1 min de récupération entre chaque série.
- **Exercice 4 :** 3 séries de 20 abdos-ischio de chaque jambe avec 1 min 30 de récupération entre chaque série.
- **Exercice 5 :** 3 séries d'isométrie-abdos-croisés, tenir la position 20 s de chaque côté.
- **Exercice 6 :** 45 min de footing en endurance fondamentale.

Pour ceux qui ont du matériel (haltères ou barre)

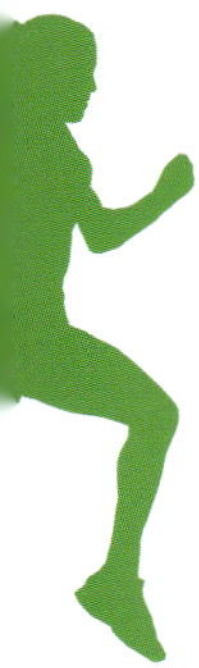

- **Exercice 1 :** soulevé de terre, 3 séries de 15 répétitions avec 2 x 10 kg de chaque côté soit 20 kg sur la barre pour les hommes et 2 x 7,5 kg soit 15 kg sur la barre pour les femmes, avec 1 min 30 de récupération entre chaque série.
- **Exercice 2 :** squats clavicules, 3 séries de 15 répétitions avec 2 x 10 kg soit 20 kg sur la barre pour les hommes et 2 x 7,5 kg soit 15 kg sur la barre pour les femmes, avec 1 min 30 de récupération entre chaque série.
- **Exercice 3 :** épaulé-jeté, 3 séries de 12 répétitions avec 2 x 10 kg soit 20 kg sur la barre pour les hommes et 2 x 7,5 kg soit 15 kg sur la barre pour les femmes, avec 1 min 30 de récupération entre chaque série.
- **Exercice 4 :** 2 séries d'isométrie-abdos-croisés, tenir la position 15 s de chaque côté.
- **Exercice5 :** 40 min de footing en endurance fondamentale.

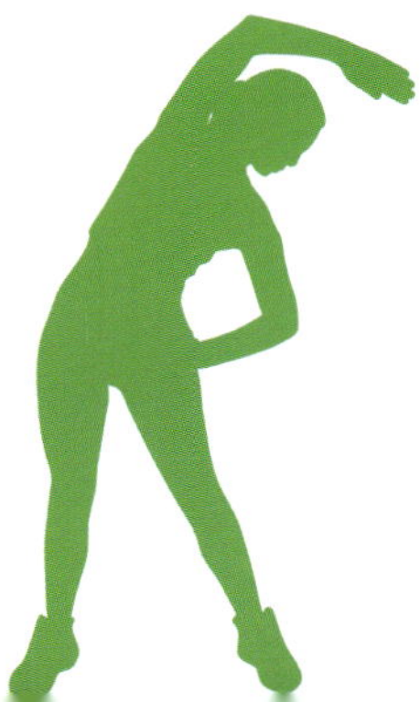

Semaine 5

› Footing ou cycling ?

Quel est votre objectif ? Maigrir ? Gagner en condition physique ? Les deux ? Une heure de footing vous fera perdre plus de poids qu'une heure de vélo en salle (cycling). Pourquoi ? Parce que lorsque vous courez, vous vous déplacez à poids réel, ce qui oblige votre corps à s'adapter. S'il est en surpoids, il se débarrassera de ce qui l'encombre. En revanche, le vélo, comme la natation, est un « sport porté ». L'organisme n'aura donc pas la même obligation de s'adapter. J'ai vu des personnes venir en cours de RPM assidûment, pendant 2 ans, et qui n'ont pas perdu un gramme. Pourquoi ? Parce que le corps ne réagit que si on lui demande un effort qui le contrarie ; pour arriver à perdre du poids en cycling, il faudra donc mettre de la résistance afin de lui donner réellement l'impression qu'il est en côte. Cela étant, le cycling est l'exercice roi pour vous remettre en condition physique, sans risque de blessure ou de contrariété articulaire. Le footing est une formidable préparation ostéo-tendineuse uniquement si vous ne dépassez pas 3 h pas semaine (vous n'êtes pas un marathonien). Au-delà, vous vous exposez à de nombreuses pathologies tendineuses ou musculaires. C'est la raison pour laquelle je vous recommande de panacher les deux activités. Un peu de footing pour maigrir, un peu de cycling pour entretenir votre condition physique en toute sécurité. De surcroît, si vous respectez une position allongée sur le vélo, vous affinerez votre taille et dessinerez même vos triceps, à condition de garder vos coudes à angle droit. Fini, l'effet « chauve-souris » sous les bras !

› Le truc du coach

C'est bientôt samedi, jour de votre « gueuleton ». Le deuxième. Vous avez probablement eu du mal après le premier (semaine 4) à rester dans les clous de la méthode. Ne culpabilisez pas, c'est humain. Mais gardez à l'esprit que l'écart, à condition qu'il reste ponctuel et que vous respectiez la diète les autres jours, va induire des phénomènes surcompensatoires qui vont maximiser les résultats. Trop souvent, après cette récréation, les gens que je coache sont tentés d'abandonner parce que se reprendre après s'être lâché est toujours une phase compliquée. Je suis là pour les soutenir. Mon message pour vous, à travers ce livre, c'est de vous dire : soyez capable de faire des écarts sans que cela hypothèque ce que vous avez réussi jusqu'ici. Vous pouvez repartir sur de bonnes bases le lendemain, c'est une question d'orientation de l'esprit. Cet écart doit vous donner la force de repartir et de faire des sacrifices le reste de la semaine. C'est une parenthèse constructive, pas destructrice. Si vous le faites sans tout lâcher derrière, vous allez booster considérablement votre estime de vous.

› Des assiettes à couper le souffle

En 2010, une équipe de chercheurs de l'université de Newcastle en Australie, intriguée par la multiplication considérable des cas d'asthme dans les pays développés au cours des trois dernières décennies, a tenté d'en découvrir la cause. Après avoir soumis un groupe d'asthmatiques à des repas de 1 000 calories comprenant 52 % de lipides pour les uns et 13 % pour les autres, ils ont traqué les marqueurs d'inflammation des voies respiratoires, en prélevant des sécrétions bronchiques avant et après les repas. Ils ont ainsi mis en évidence que non seulement la nourriture trop grasse augmentait l'asthme, mais qu'elle diminuait aussi l'effet de la ventoline.

Semaine 6

	PETIT DÉJEUNER	10 H	DÉJEUNER
LUNDI	Jus de pomme, poire, orange, carotte* + 1 thé vert éventuellement sucré avec du sirop d'agave, 2 tranches de pain complet beurrées.	Thé vert + 1 poignée de fruits secs : amandes et banane.	Blanc de poulet grillé, épinards sautés à l'ail, vinaigrette olive verte, jus de citron, fleur de sel et origan.
MARDI	Idem lundi.	Idem lundi.	1 avocat + bruschetta de pain complet, courgettes grillées, basilic et salade verte.
MERCREDI	Idem lundi.	Idem lundi.	Bœuf grillé ou poêlé, salade de roquette, tomates cerises, vinaigrette soja et citron vert.
JEUDI	Idem lundi.	Idem lundi.	1 avocat + riz basmati, épinards vapeur assaisonnés avec de l'ail haché, jus de citron jaune, huile d'olive et fleur de sel.
VENDREDI	Idem lundi.	Idem lundi.	Saumon mi-cuit, mesclun et pourpier, vinaigrette à l'oignon.
SAMEDI	Idem lundi.	Idem lundi.	Crème de petits pois, fromage de chèvre frais.
DIMANCHE	Jus de concombre, pomme verte, citron vert, coriandre* + 1 thé vert éventuellement sucré avec du sirop d'agave, 2 tranches de pain complet beurrées.	Idem lundi.	Pommes de terre pochées, herbes fraîches, olives et salade verte, vinaigrette balsamique.

* à la centrifugeuse.

16 H	DÎNER	AU COUCHER	EXERCICES
Thé vert + 1 fruit de saison.	Légumes vapeur + 1 salade verte avec des graines germées.	1 infusion de thym.	
Idem lundi.	Crème de carottes, cumin et coriandre + bol de graines germées et tomates cerises.	1 infusion de thym.	**1 H DE FOOTING EN ENDURANCE FONDAMENTALE**
Idem lundi.	Salade de haricots verts et rougette + bol de graines germées et tomates cerises, vinaigrette aux câpres.	1 infusion de thym.	
Idem lundi.	Salade de tomates, concombre, poivron vert, feta émiettée, olives, origan, oignon rouge ciselé, vinaigrette huile d'olive et jus de citron.	1 infusion de thym très jaune + 2 capsules d'huile de Haarlem ou de Dépuratum.	**SÉANCE DE MUSCULATION (voir double page suivante)**
Idem lundi.	Courgettes vapeur, aneth, huile d'olive et salade de laitue + bol de graines germées et tomates cerises, vinaigrette balsamique et coriandre fraîche.	1 infusion de thym.	
Idem lundi.	2 cuillerées à soupe d'huile d'olive avant votre récréation de la semaine : vous avez CARTE BLANCHE !	1 infusion de thym très jaune + 2 capsules d'huile de Haarlem ou de Dépuratum.	**SÉANCE MIXTE (voir double page suivante)**
Idem lundi.	Plat de carottes râpées, herbes fraîches, vinaigrette moutarde.	1 infusion de thym.	

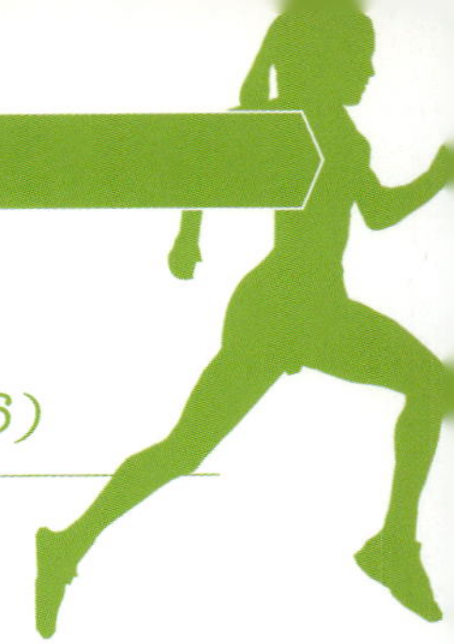

Semaine 6

Exercices (voir détail des exercices p. 102 à 116)

› Mardi : 1 h de footing en endurance fondamentale

(Voire semaine 1)

› Jeudi : séance de musculation

- **Exercice 1 :** 3 séries de 20 squats + 1 min de chaise avec 2 min de récupération entre chaque série.
- **Exercice 2 :** 3 séries de 30 fentes de chaque jambe avec 1 min 30 de récupération entre chaque série.
- **Exercice 3 :** 3 séries d'autant de pompes que vous êtes capable de faire avec 1 min 30 de récupération entre chaque série. Précision : pour celles ou ceux qui n'y arrivent pas, prenez appui sur vos genoux.
- **Exercice 4 :** 3 séries de gainage, tenir la position 1 min, avec 1 min de récupération entre chaque série.
- **Exercice 5 :** 10 séries de 30 roulettes ou mouvement du grimpeur avec 30 s de récupération entre chaque série.

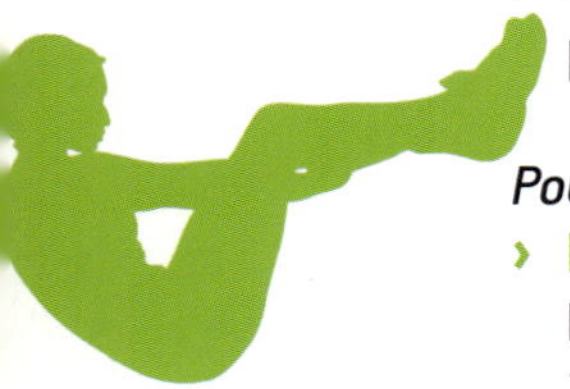

Pour ceux qui ont du matériel (haltères ou barre)

- **Exercice 1 :** 3 séries de 20 squats avec 2 x 15 kg soit 30 kg sur la barre pour les hommes et 2 x 10 kg soit 20 kg sur la barre pour les femmes + 1 min de chaise, avec 2 min 30 de récupération entre chaque série.
- **Exercice 2 :** 3 séries de développé couché de 20 répétitions avec 2 x 15 kg soit 30 kg sur la barre pour les hommes et 2 x 10 kg soit 20 kg sur la barre pour les femmes, avec 2 minutes de récupération entre chaque série.
- **Exercice 3 :** 3 séries de 20 rowings avec 2 x 10 kg soit 20 kg sur la barre pour les hommes et 2 x 7,5 kg soit 15 kg sur la barre pour les femmes, avec 1 min 30 de récupération entre chaque série.
- **Exercice 4 :** développé épaules, 3 séries de 12 répétitions avec 2 x 10 kg soit 20 kg sur la barre pour les hommes et 2 x 5 kg soit 10 kg sur la barre pour les femmes.
- **Exercice 5 :** breakdance, 3 x 15 répétitions avec 1 min 30 de récupération entre chaque série.
- **Exercice 6 :** 4 séries de 20 roulettes ou mouvement du grimpeur avec 30 s de récupération entre chaque série.

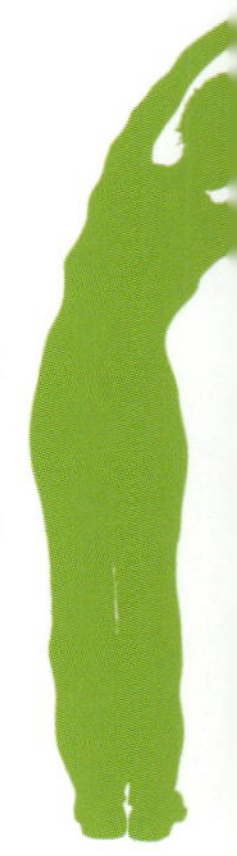

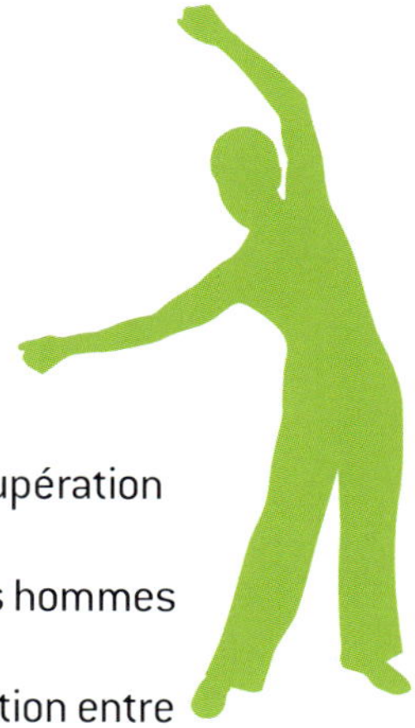

› Samedi : séance mixte

- **Exercice 1 :** 3 séries de 30 fentes de chaque jambe avec 1 min 30 de récupération entre chaque série.
- **Exercice 2 :** 3 séries d'isométrie-pompes, maintenir la position 1 min pour les hommes et 40 s pour les femmes, avec 1 min de récupération entre chaque série.
- **Exercice 3 :** breakdance, 3 séries de 25 enchaînements et 1 min de récupération entre chaque série.
- **Exercice 4 :** 3 séries de 20 abdos-ischio de chaque jambe avec 1 min de récupération entre chaque série.
- **Exercice 5 :** 3 séries d'isométrie-abdos-croisés, tenir la position 30 s de chaque côté.
- **Exercice 6 :** 1 heure de footing en endurance fondamentale.

Pour ceux qui ont du matériel (haltères ou barre)

- **Exercice 1 :** soulevé de terre, 3 séries de 15 répétitions avec 2 x 15 kg de chaque côté soit 30 kg sur la barre pour les hommes et 2 x 10 kg soit 20 kg sur la barre pour les femmes, avec 1 min 30 de récupération entre chaque série.
- **Exercice 2 :** squats clavicules, 3 séries de 20 répétitions avec 2 x 10 kg soit 20 kg sur la barre pour les hommes et 2 x 7,5 kg soit 15 kg sur la barre pour les femmes, avec 1 min 30 de récupération entre chaque série.
- **Exercice 3 :** épaulé-jeté, 3 séries de 15 répétitions avec 2 x 10 kg soit 20 kg sur la barre pour les hommes et 2 x 7,5 kg soit 15 kg sur la barre pour les femmes, avec 1 min 30 de récupération entre chaque série.
- **Exercice 4 :** 2 séries d'isométrie-abdos-croisés, tenir la position 15 s de chaque côté.
- **Exercice 5 :** 40 min de footing en endurance fondamentale.

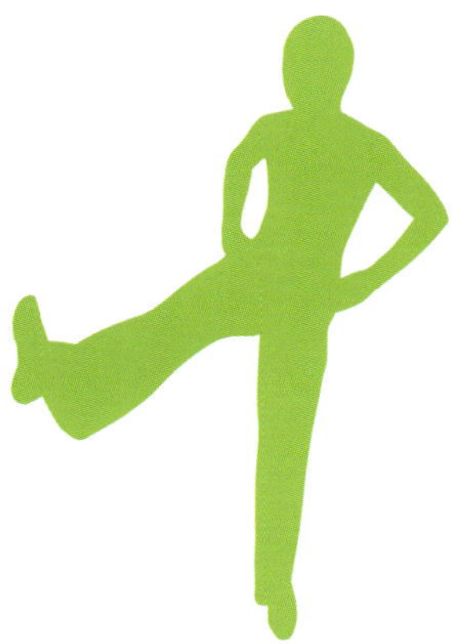

Semaine 6

› Le truc du coach

En 40 jours, vous avez régénéré votre « terrain », vous avez déclenché un processus. Vous êtes débarrassé de ce qui vous intoxiquait, de ce qui vous encombrait, vous avez rétabli l'équilibre de votre chimie interne, l'homéostasie. Cela s'est manifesté par une perte de poids, plus ou moins importante suivant les gens. Notre disque dur personnel est prévu dès la naissance pour une certaine morphologie, un certain poids. En ayant été à l'écoute de vos besoins nutritionnels et en le restant par la suite, vous allez probablement continuer à maigrir bien après cette diète jusqu'à atteindre, finalement, votre poids idéal. Ne soyez donc pas inquiet. Si vous perdez du poids, c'est que vous en aviez encore à perdre, tout simplement. Globalement, l'homme moderne mange trop. Cette diète a permis de diminuer le volume de votre bol alimentaire et donc de réduire la taille de votre estomac. Cependant, vous y avez gagné au change en augmentant significativement la qualité de vos apports nutritionnels. C'est ce qui importe.

› Des enzymes de jouvence

Restrictions caloriques et exercice physique régulier auraient un impact étonnant sur nos cellules : la combinaison des deux ralentirait en effet le processus de mort cellulaire. Au cœur de ce phénomène se trouvent des enzymes, les sirtuines, notamment exprimées lors d'un effort soutenu. En étudiant l'impact des entraînements sur la physiologie d'une dizaine d'athlètes amateurs, des chercheurs de l'université de Rome ont émis l'hypothèse que ces sirtuines pourraient jouer un rôle crucial dans la préservation des tissus cardiaques et musculaires ainsi que des neurones.

› C'est la fin…

D'abord, bravo. J'imagine votre satisfaction d'être arrivé au bout de cette aventure. Vous avez raison, ce n'est pas rien. Vous avez sans doute découvert des choses sur vous-même, sur votre potentiel physique et psychique. Vous venez de comprendre à quel point vous étiez riche de ressources. Désormais, vous savez que vous êtes précieux. Alors, octroyez-vous le temps de prendre soin de vous. C'est la fin de la diète, mais c'est surtout le début d'une nouvelle façon de considérer votre corps et l'environnement dans lequel il évolue. Vous avez compris qu'ils sont intimement liés, et que l'un comme l'autre ont besoin d'être res-pec-tés. À ce moment précis, vous avez le choix : continuer à sacraliser le temple qu'est votre corps ou le trahir en reprenant le travail d'autodestruction instauré par notre mode de vie actuel. Dorénavant, en tout cas, vous ne pourrez plus ignorer qu'un autre chemin vers une santé durable est possible.

Les exercices en détail

AVANT D'ABORDER LES EXERCICES, IL EST FONDAMENTAL D'APPRÉHENDER L'ARCHITECTURE OSSEUSE DE VOTRE COLONNE VERTÉBRALE. En effet, celle-ci présente naturellement certaines courbures (voir schéma ci-contre) que vous devez systématiquement respecter pendant les mouvements que vous effectuez au risque d'endommager vos disques vertébraux. Chacun des coachings illustrés tient compte de cette ergonomie. Donc, suivez-les scrupuleusement !

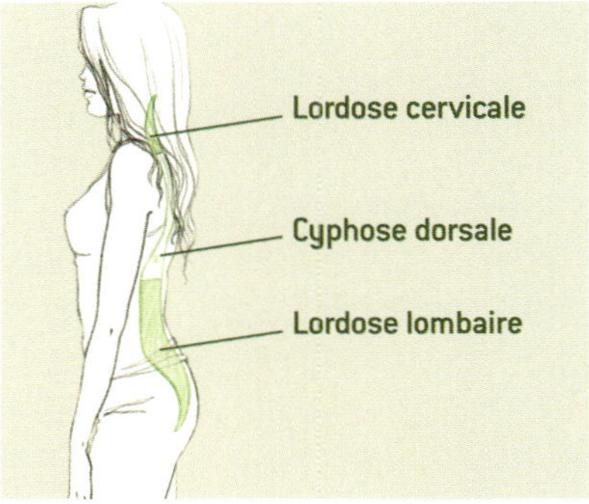

› Squats (squats à vide)

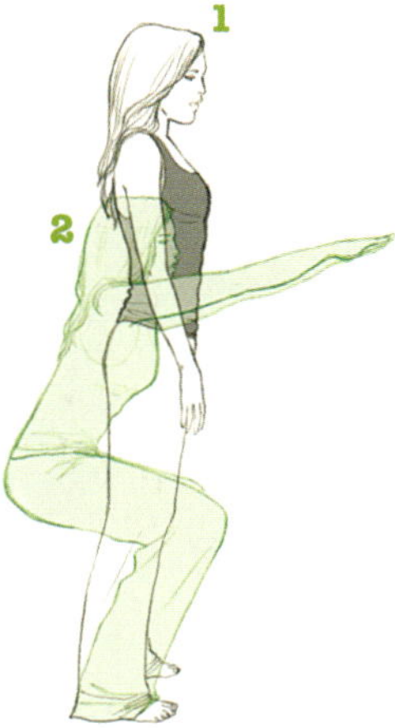

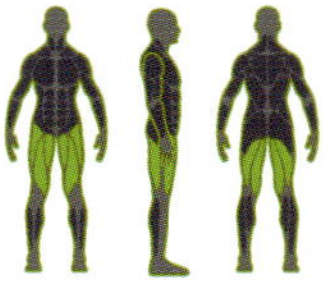

Cet exercice mobilise l'ensemble des membres inférieurs : quadriceps, ischio-jambiers, fessiers.

Tenez-vous debout, avec un écartement de jambes correspondant à la largeur des épaules. Les bras tendus, inspirez et descendez jusqu'à ce que vos cuisses se retrouvent parallèles au sol. Puis, remontez en expirant et en relâchant les bras. Il est très important de maîtriser la descente en la ralentissant légèrement, et d'accélérer la phase concentrique de la remontée en prenant appui sur les talons. Durant toute l'exécution du mouvement, veillez à conserver le dos légèrement cambré et la poitrine sortie.

Attention, ne jamais arrondir le dos ou se pencher en avant. Votre centre de gravité doit se trouver en arrière, entre les talons qui ne doivent jamais se décoller du sol.

› Squats haltères

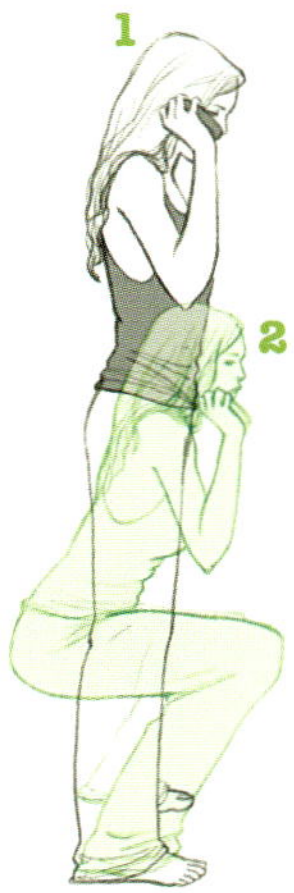

Cet exercice mobilise l'ensemble des membres inférieurs : quadriceps, ischio-jambiers, fessiers.

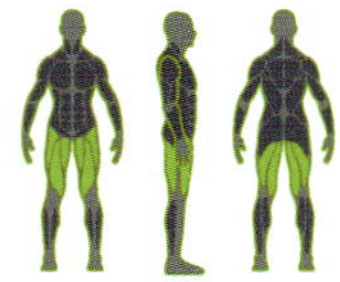

Tenez-vous debout, avec un écartement de jambes correspondant à la largeur des épaules. Placez les haltères au niveau de celles-ci. Inspirez, descendez jusqu'à ce que vos cuisses se retrouvent parallèles au sol. Puis, remontez en expirant. Il est très important de maîtriser la descente en la ralentissant légèrement, et d'accélérer la phase concentrique de la remontée en prenant appui sur les talons. Durant toute l'exécution du mouvement, veillez à conserver le dos légèrement cambré et la poitrine sortie.

Attention, ne jamais arrondir le dos ou se pencher en avant. Votre centre de gravité doit se trouver en arrière, entre les talons qui ne doivent jamais se décoller du sol.

› Squats barre

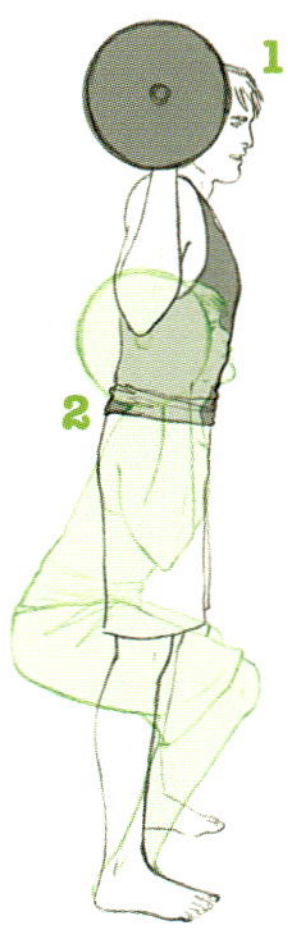

Cet exercice mobilise l'ensemble des membres inférieurs : quadriceps, ischio-jambiers, fessiers.

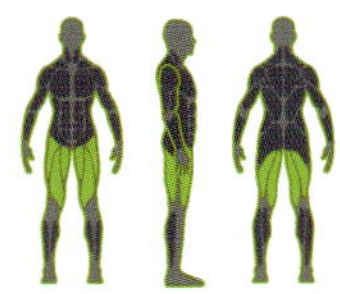

Tenez-vous debout, avec un écartement de jambes correspondant à la largeur des épaules. Placez la barre sur la nuque. Inspirez, descendez jusqu'à ce que vos cuisses se retrouvent parallèles au sol. Puis, remontez en expirant. Il est très important de maîtriser la descente en la ralentissant légèrement, et d'accélérer la phase concentrique de la remontée en prenant appui sur les talons. Durant toute l'exécution du mouvement, veillez à conserver le dos légèrement cambré et la poitrine sortie.

Attention, ne jamais arrondir le dos ou se pencher en avant. Votre centre de gravité doit se trouver en arrière, entre les talons qui ne doivent jamais se décoller du sol.

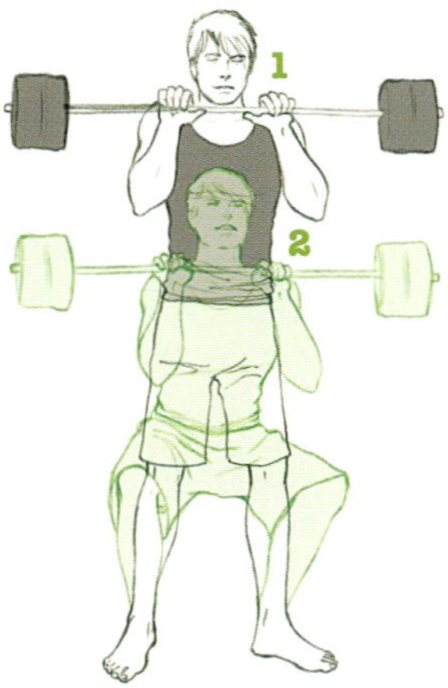

› Squats clavicules barre

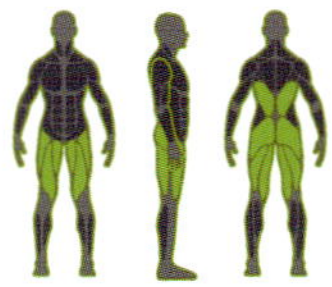

Cet exercice mobilise l'ensemble des membres inférieurs : quadriceps, ischio-jambiers, fessiers, et les dorsaux.

Tenez-vous debout, avec un écartement de jambes correspondant à la largeur des épaules. Placez la barre sur les clavicules. Inspirez, descendez jusqu'à ce que vos cuisses se retrouvent parallèles au sol. Puis, remontez en expirant. Il est très important de maîtriser la descente en la ralentissant légèrement, et d'accélérer la phase concentrique de la remontée en prenant appui sur les talons. Durant toute l'exécution du mouvement, veillez à conserver le dos légèrement cambré, la poitrine sortie, les coudes un peu relevés afin de toujours maintenir la barre sur les clavicules.

Attention, ne jamais arrondir le dos ou se pencher en avant. Votre centre de gravité doit se trouver en arrière, entre les talons qui ne doivent jamais se décoller du sol.

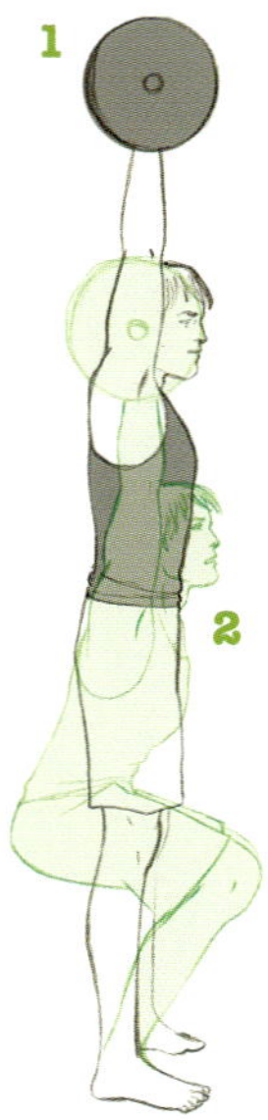

› Squats haltéro

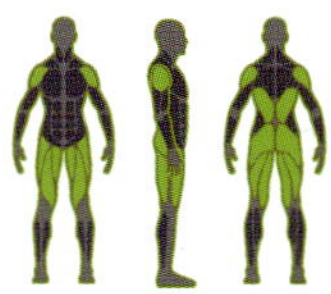

Cet exercice mobilise l'ensemble des membres inférieurs : quadriceps, ischio-jambiers, fessiers, les dorsaux et les deltoïdes.

Tenez-vous debout, avec un écartement de jambes correspondant à la largeur des épaules. Placez la barre au-dessus de votre tête, les bras tendus. Inspirez, descendez jusqu'à ce que vos cuisses se retrouvent parallèles au sol. Puis, remontez en expirant. Il est très important de maîtriser la descente en la ralentissant légèrement, et d'accélérer la phase concentrique de la remontée en prenant appui sur les talons. Durant toute l'exécution du mouvement, veillez à conserver le dos légèrement cambré, la poitrine sortie et les bras toujours tendus.

Attention, ne jamais arrondir le dos ou se pencher en avant. Votre centre de gravité doit se trouver en arrière, entre les talons qui ne doivent jamais se décoller du sol.

› Squats développé épaules barre

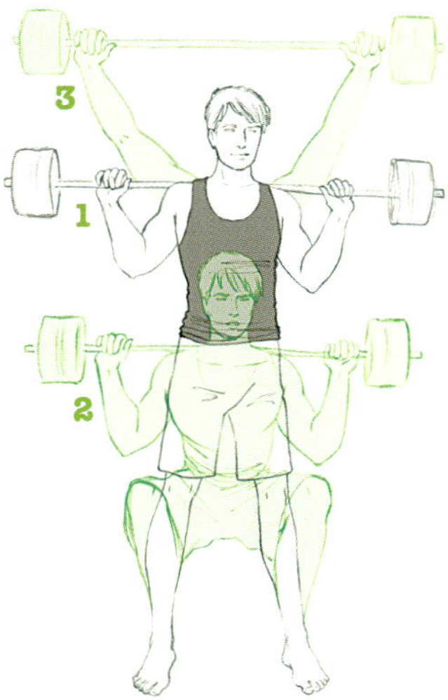

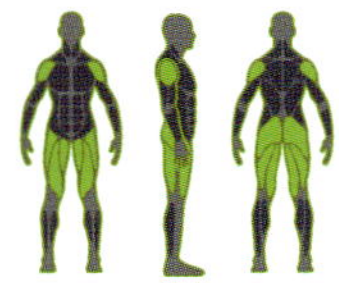

Cet exercice mobilise l'ensemble des membres inférieurs : quadriceps, ischio-jambiers, fessiers et les deltoïdes.
Tenez-vous debout, avec un écartement de jambes correspondant à la largeur des épaules. Placez la barre sur la nuque. Inspirez, descendez jusqu'à ce que vos cuisses se retrouvent parallèles au sol. Puis, remontez en expirant tout en développant la barre au-dessus de votre tête, les bras tendus. Ramenez-la ensuite lentement au niveau de la nuque. Il est très important de maîtriser la descente en la ralentissant légèrement, et d'accélérer la phase concentrique de la remontée en prenant appui sur les talons. Durant toute l'exécution du mouvement, veillez à maintenir la ceinture abdo-lombaire gainée afin de conserver une posture correcte, le dos légèrement cambré et la poitrine sortie.

Attention, ne jamais arrondir le dos ou se pencher en avant. Votre centre de gravité doit se trouver en arrière, entre les talons qui ne doivent jamais se décoller du sol.

Vous pouvez effectuer cet exercice avec des haltères.

› Fentes

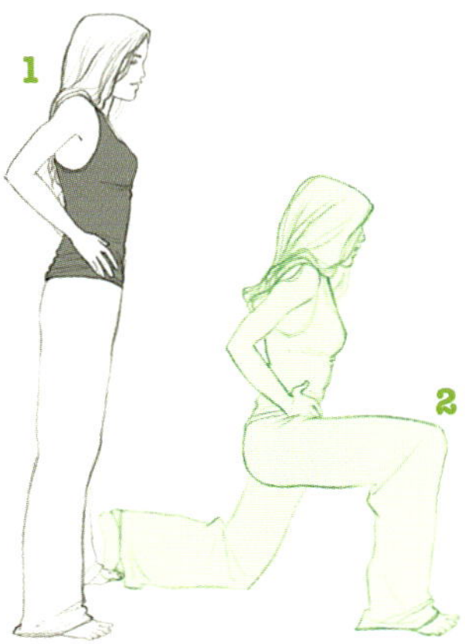

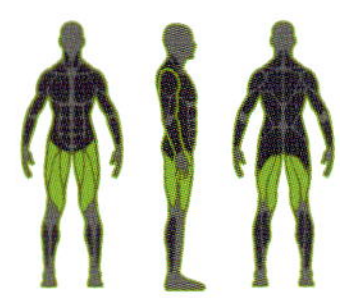

Cet exercice mobilise spécifiquement les membres inférieurs : quadriceps, fessiers, ischio-jambiers.
Tenez-vous debout, les mains sur les hanches. Balancez une jambe loin devant, puis descendez jusqu'à obtenir un angle droit au niveau du genou avant et jusqu'à ce que le genou arrière touche le sol. Revenez alors dans la position initiale. Durant toute l'exécution du mouvement, vous devez conserver votre buste droit et la ceinture abdo-lombaire gainée. Restez concentré pour maintenir la structure stable, y compris au cours du déplacement.

Surtout, ne jamais vous pencher en avant.

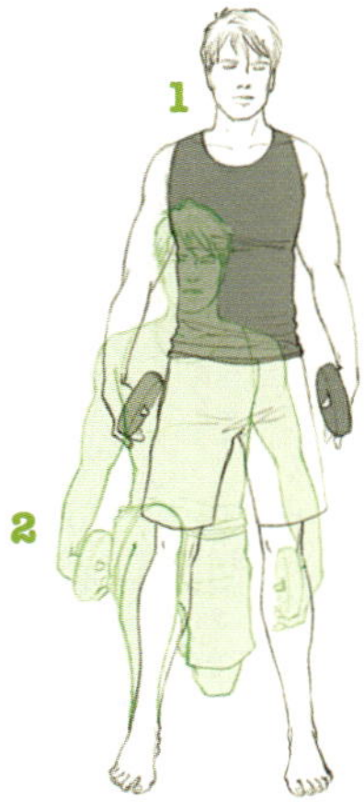

› Fentes haltères

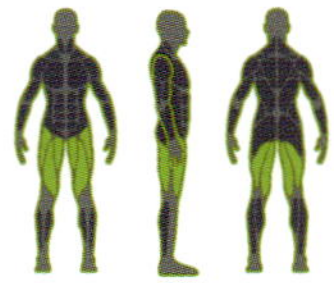

Cet exercice mobilise spécifiquement les membres inférieurs : quadriceps, fessiers, ischio-jambiers.
Tenez-vous debout, les haltères dans les mains le long du corps. Balancez une jambe loin devant, puis descendez jusqu'à obtenir un angle droit au niveau du genou avant, et jusqu'à ce que le genou arrière touche le sol. Revenez alors dans la position initiale. Durant toute l'exécution du mouvement, vous devez conserver votre buste droit et la ceinture abdo-lombaire gainée. Restez concentré pour maintenir la structure stable, y compris au cours du déplacement.

Surtout, ne jamais vous pencher en avant.

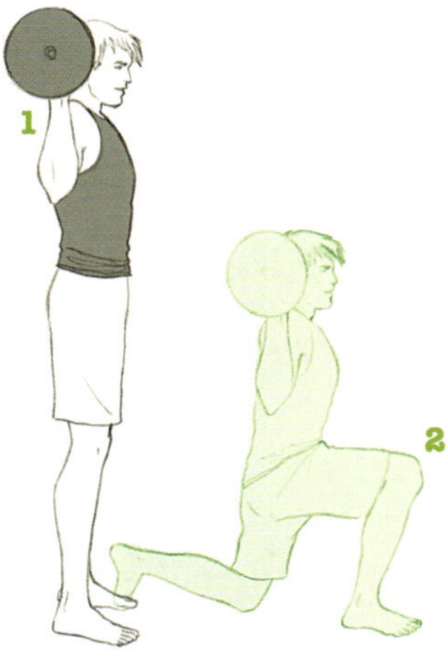

› Fentes barre

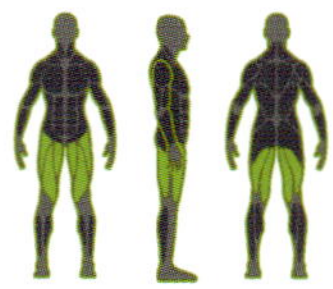

Cet exercice mobilise spécifiquement les membres inférieurs : quadriceps, fessiers, ischio-jambiers.
Tenez-vous debout, la barre sur les épaules. Balancez une jambe loin devant, puis descendez jusqu'à obtenir un angle droit au niveau du genou avant, et jusqu'à ce que le genou arrière touche le sol. Revenez alors dans la position initiale. Durant toute l'exécution du mouvement, vous devez conserver votre buste droit et la ceinture abdo-lombaire gainée. Restez concentré pour maintenir la structure stable, y compris au cours du déplacement.

Surtout, ne jamais vous pencher en avant.

› Fentes élévations latérales

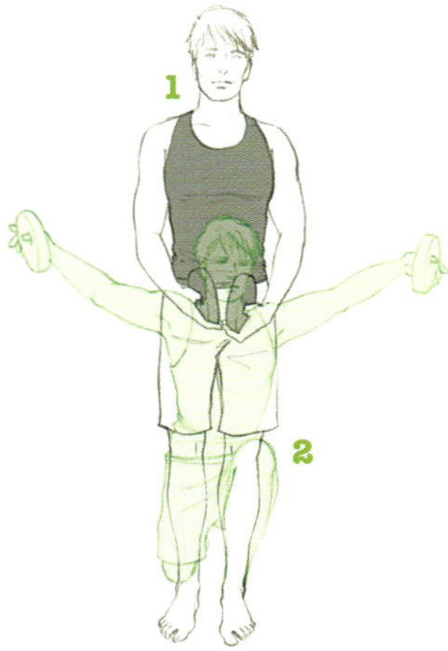

Cet exercice mobilise spécifiquement les membres inférieurs : quadriceps, fessiers, ischio-jambiers, les deltoïdes, les trapèzes et les abdominaux.

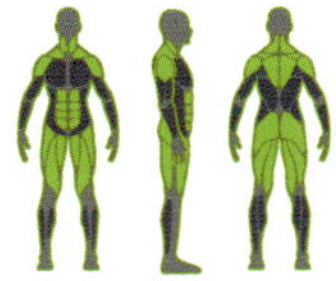

Tenez-vous debout, les haltères dans les mains. Balancez une jambe loin devant en élevant latéralement les haltères, puis descendez jusqu'à obtenir un angle droit au niveau du genou avant, et jusqu'à ce que le genou arrière touche le sol. Revenez alors dans la position initiale. Durant toute l'exécution du mouvement, vous devez conserver votre buste droit et la ceinture abdo-lombaire gainée. Restez concentré pour maintenir la structure stable, y compris au cours du déplacement.

Surtout, ne jamais vous pencher en avant.

› Soulevé de terre

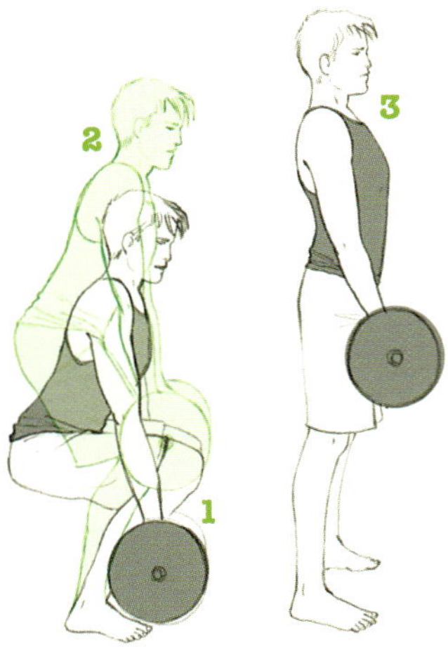

Cet exercice mobilise l'ensemble de la chaîne musculaire en sollicitant spécifiquement les dorsaux, les quadriceps, les ischio-jambiers et les fessiers.

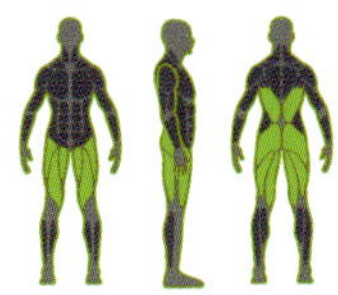

Tenez-vous accroupi, avec un écartement de jambes égal à la largeur de vos épaules, le dos plat légèrement cambré. Saisissez la barre, une main en pronation, l'autre en supination. Redressez-vous en veillant à soulever d'abord le dos avant les fesses, comme si vous tiriez sur une corde en prenant appui sur les talons. Lors d'une exécution réussie d'un soulevé de terre, la barre reste toujours au contact des jambes.

Surtout, ne jamais arrondir le dos.

Vous pouvez effectuer cet exercice avec des haltères.

› Rowing tirage ventre barre

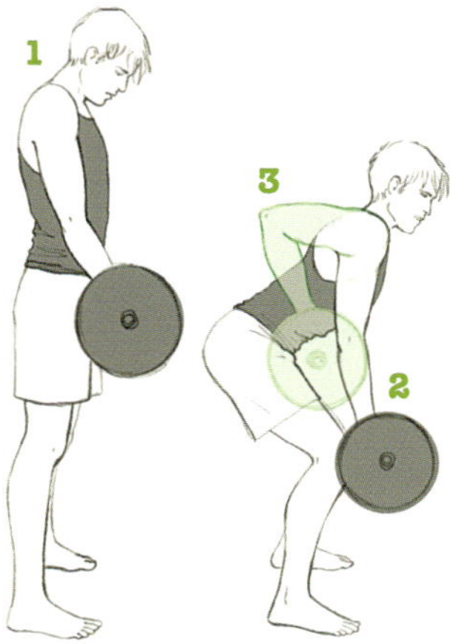

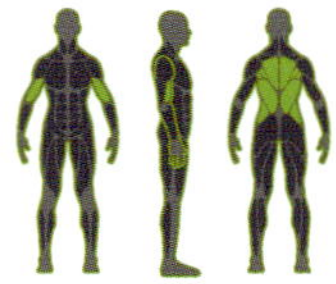

Cet exercice mobilise l'ensemble des muscles de votre dos et les biceps

Tenez-vous debout, avec un écartement de jambes correspondant à la largeur de vos épaules. Saisissez la barre en pronation et penchez vous vers l'avant. Conservez-la en permanence au contact de vos jambes, et veillez à ralentir exagérément la descente. Arrivé au niveau de la rotule, fixez votre posture en maintenant le dos plat légèrement cambré. Puis, ramenez la barre au niveau du ventre en accélérant la montée. Durant toute l'exécution du mouvement, votre buste doit respecter la même position. Lors du tirage, gonflez la poitrine et rapprochez les omoplates l'une contre l'autre.

Attention, ne jamais arrondir le dos.

› Rowing moustache barre + 10 s isométrie

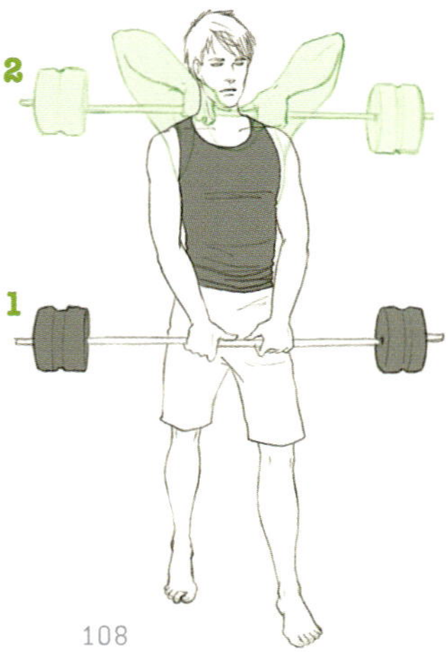

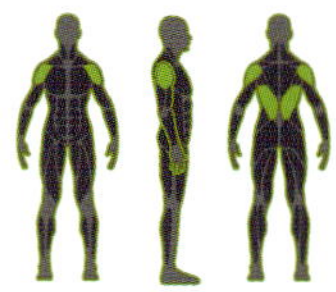

Cet exercice sollicite spécifiquement les deltoïdes et les dorsaux.

Tenez-vous debout, un pied légèrement en arrière sur la pointe afin de former un trépied stabilisant la structure et sécurisant la zone lombo-sacrée. Saisissez la barre en pronation, avec une prise serrée. Ramenez-la au niveau de votre visage en levant les coudes. La barre doit arriver au moins au niveau du menton, au mieux, au niveau de la moustache. Durant toute l'exécution du mouvement, veillez à conserver la ceinture abdo-lombaire gainée et à ne pas bouger le buste. Concentrez-vous sur l'élévation des coudes en donnant un maximum d'amplitude à votre mouvement. Terminez l'exercice en conservant la barre à son niveau le plus haut pendant 10 s.

Surtout, ne pas casser les poignets. Ce sont les coudes qui se lèvent durant cet exercice.

Vous pouvez effectuer cet exercice avec des haltères.

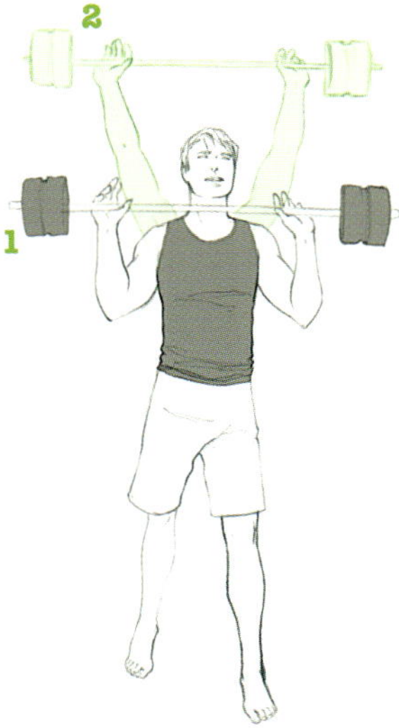

› Développé épaules barre

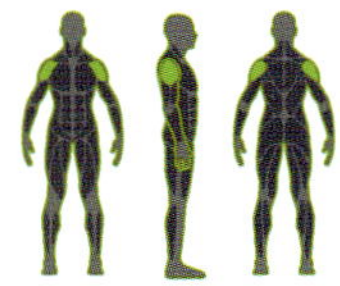

Cet exercice mobilise spécifiquement les deltoïdes.
Tenez-vous debout, un pied légèrement en arrière sur la pointe afin de former un trépied stabilisant la structure et sécurisant la zone lombo-sacrée. Saisissez la barre en pronation et portez-la en un mouvement dynamique au niveau de votre poitrine. Développez-la ensuite au-dessus de votre tête, les bras tendus, et redescendez. Durant toute l'exécution du mouvement, veillez à maintenir la ceinture abdo-lombaire gainée afin de conserver une posture correcte.

Surtout, ne jamais vous cambrer.

Vous pouvez effectuer cet exercice avec des haltères.

› Épaulé-jeté barre

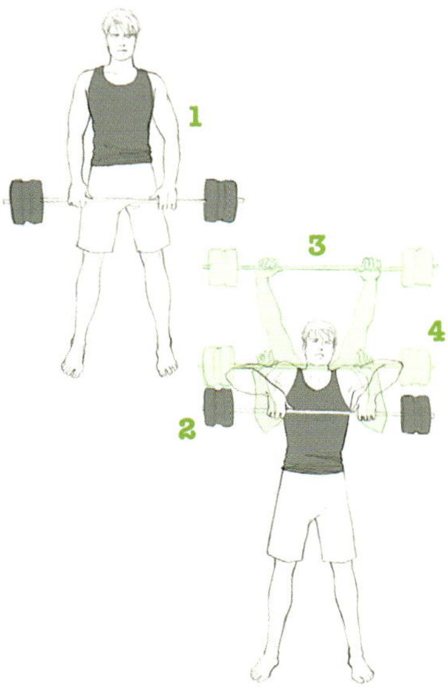

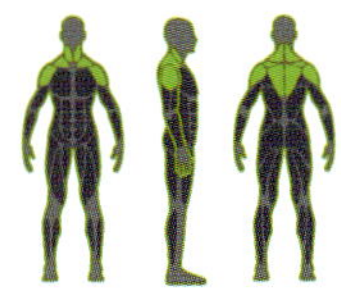

Cet exercice mobilise spécifiquement les deltoïdes et les trapèzes.
Tenez-vous debout, un pied légèrement en arrière sur la pointe afin de former un trépied stabilisant la structure et sécurisant la zone lombo-sacrée. Saisissez la barre en pronation, avec un écartement un peu plus important que celui de vos épaules. Portez-la en un mouvement dynamique au niveau de votre poitrine. Développez ensuite la barre au-dessus de votre tête, les bras tendus. Puis, lentement, redescendez-la jusqu'à votre nuque en veillant à toujours maîtriser l'exercice. Enfin, faites le chemin en sens inverse. Visualisez mentalement que votre barre ne sorte pas de rails virtuels qui vous encadrent. Durant toute l'exécution du mouvement, essayez de ne pas bouger votre buste ; veillez à maintenir la ceinture abdo-lombaire gainée afin de conserver une posture correcte.

Surtout, ne jamais vous cambrer.

› Isométrie-pompes

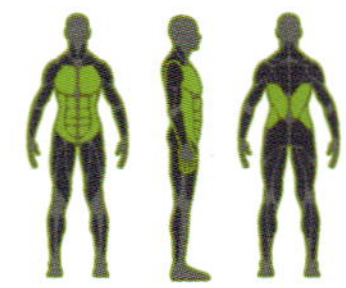

Cet exercice mobilise l'ensemble de la chaîne musculaire et spécifiquement les pectoraux et la ceinture abdo-lombaire.
Tenez-vous allongé sur le ventre. Dressez-vous sur les bras et la pointe des pieds. Vos mains doivent se trouver au niveau de vos pectoraux avec un écartement largement supérieur à la largeur de vos épaules. Descendez lentement jusqu'à approcher la poitrine du sol avec un angle droit au niveau du coude. Maintenez la position. Durant toute l'exécution du mouvement, recherchez la contraction de vos pectoraux. Veillez à rétroverser votre bassin, de sorte que vos abdominaux et vos fessiers soient contractés. Ce sont les muscles qui soutiennent le squelette et non l'inverse.

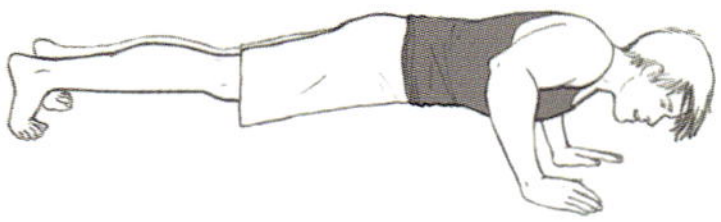

Surtout, ne pas vous cambrer ; cet exercice peut être contrariant pour la zone lombo-sacrée.

› Pompes

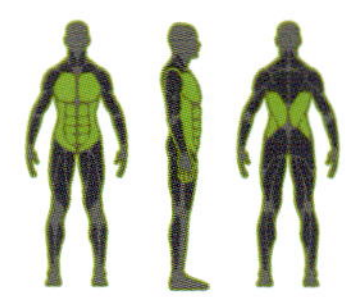

Cet exercice mobilise l'ensemble de la chaîne musculaire et spécifiquement les pectoraux et la ceinture abdo-lombaire.
Tenez-vous allongé sur le ventre. Dressez-vous sur les bras et la pointe des pieds. Vos mains doivent se trouver au niveau de vos pectoraux avec un écartement largement supérieur à la largeur de vos épaules. Descendez lentement jusqu'à approcher la poitrine du sol, puis remontez en accélérant. Durant toute l'exécution du mouvement, recherchez la contraction de vos pectoraux. Veillez à rétroverser votre bassin, de sorte que vos abdominaux et vos fessiers soient contractés. Ce sont les muscles qui soutiennent le squelette et non l'inverse.

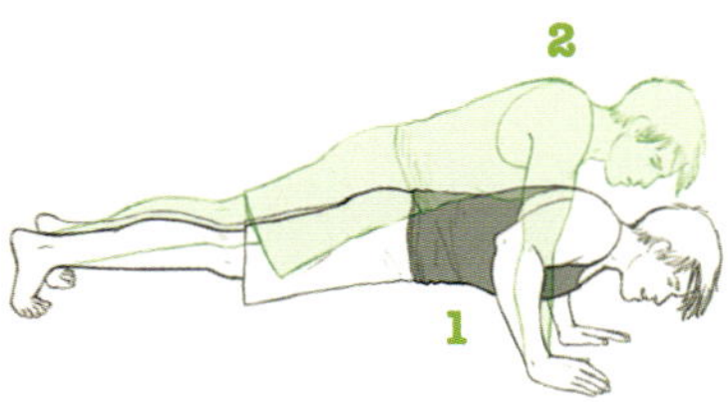

Surtout, ne pas vous cambrer ; cet exercice peut être contrariant pour la zone lombo-sacrée.

› Pompes claquées

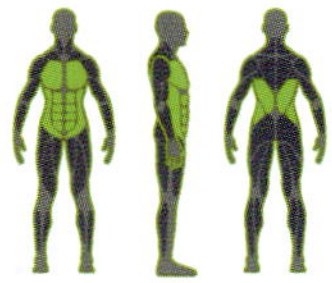

Cet exercice mobilise l'ensemble de la chaîne musculaire et spécifiquement les pectoraux et la ceinture abdo-lombaire. Tenez-vous allongé sur le ventre. Dressez-vous sur les bras et la pointe des pieds. Vos mains doivent se trouver au niveau de vos pectoraux avec un écartement largement supérieur à la largeur de vos épaules. Descendez lentement jusqu'à approcher la poitrine du sol, puis accélérez violemment votre remontée jusqu'à décoller vos mains. Les professionnels pourront aller jusqu'au claquement de mains. Durant toute l'exécution du mouvement, recherchez la contraction de vos pectoraux. Veillez à rétroverser votre bassin, de sorte que vos abdominaux et vos fessiers soient contractés. Ce sont les muscles qui soutiennent le squelette et non l'inverse.

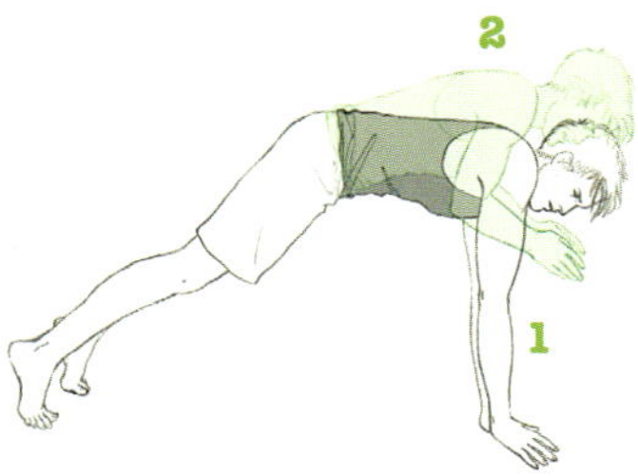

Surtout, ne pas vous cambrer ; cet exercice peut être contrariant pour la zone lombo-sacrée.

› Développé couché au sol barre

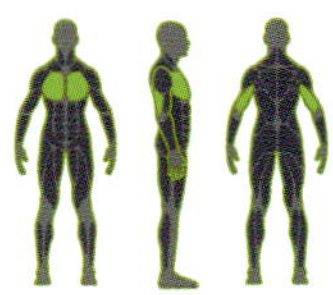

Cet exercice mobilise spécifiquement les pectoraux et les triceps. Tenez-vous allongé sur le dos, les bras tendus, la barre au-dessus de votre poitrine avec un écartement de mains largement supérieur à la largeur de vos épaules. Descendez-la lentement au niveau de la ligne mammaire, jusqu'à ce que les coudes arrivent au sol. Visualisez mentalement que la barre est une barre fixe et que vous vous écrasez dans le sol lors de la poussée. Ainsi, vous conserverez la posture adaptée au niveau des lombaires qui ne doivent pas se cambrer. Durant l'exécution du mouvement, recherchez la contraction des pectoraux.

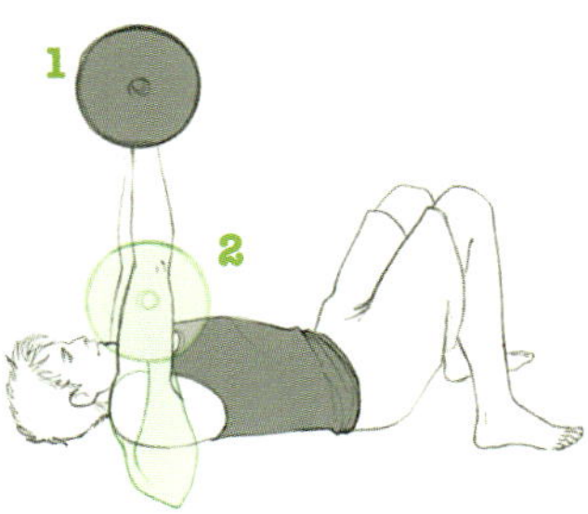

Attention, il ne faut pas que les coudes prennent appui sur le sol lors de la poussée.

Vous pouvez effectuer cet exercice avec des haltères, et aussi sur un banc ou sur un step afin d'augmenter l'amplitude du mouvement, jusqu'à faire toucher la barre sur la poitrine au niveau de la ligne mamaire.

› Pull over disque

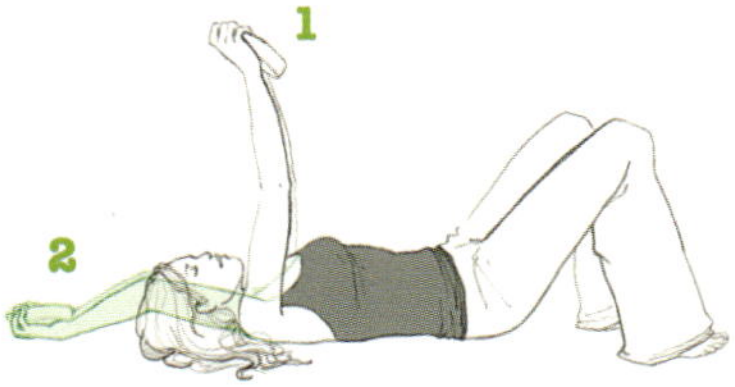

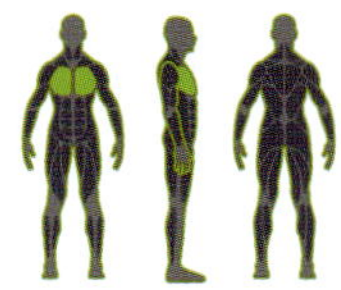

Cet exercice sollicite spécifiquement le haut des pectoraux.
Tenez-vous allongé sur le dos, les bras tendus, le disque au-dessus de la poitrine. Descendez jusqu'à déposer le disque au sol derrière votre tête. Puis, faites le chemin inverse. Durant toute l'exécution du mouvement, veillez à conserver les bras tendus et à rechercher la contraction des pectoraux et des abdominaux.

Surtout, ne pas vous cambrer.

Vous pouvez effectuer cet exercice avec un ballon ou un haltère.

› Gainage

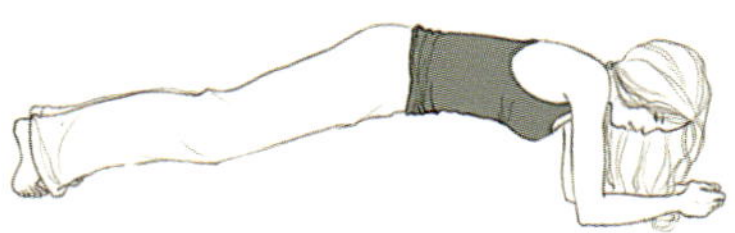

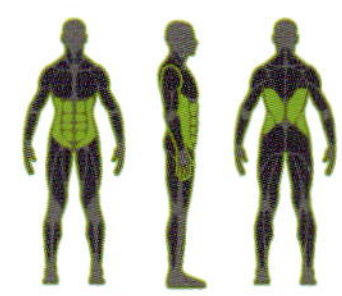

Cet exercice mobilise l'ensemble de la chaîne musculaire et spécifiquement la ceinture abdo-lombaire.
Tenez-vous allongé sur le ventre. Dressez-vous sur les avant-bras et la pointe des pieds. Vos coudes doivent être légèrement avancés par rapport à vos épaules. Ils ne doivent pas être à l'aplomb. Durant toute l'exécution du mouvement, veillez à rétroverser votre bassin, de sorte que vos abdominaux et vos fessiers soient contractés. Ce sont les muscles qui soutiennent le squelette et non l'inverse.

Surtout, ne pas vous cambrer ; cet exercice peut être contrariant pour la zone lombo-sacrée.

› Breakdance

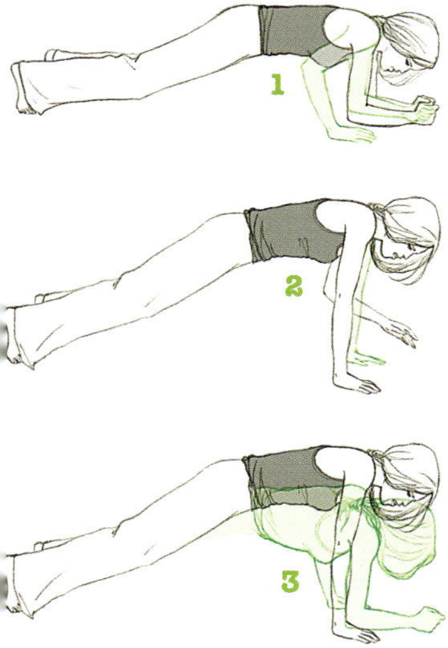

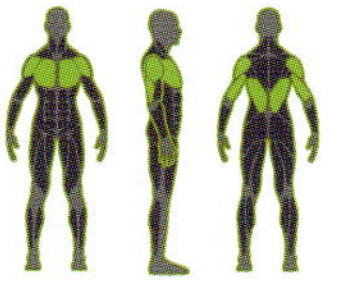

Cet exercice mobilise l'ensemble de la chaîne musculaire en se concentrant spécifiquement sur les deltoïdes, les triceps, les grands dorsaux et les pectoraux.

Tenez-vous allongé sur le ventre. Dressez-vous sur les avant-bras et la pointe des pieds. Vos coudes doivent être légèrement avancés par rapport à vos épaules. Ils ne doivent pas être à l'aplomb. Veillez à rétroverser votre bassin, de sorte que vos abdominaux et vos fessiers soient contractés. Ce sont les muscles qui soutiennent le squelette et non l'inverse. Déplacez votre main droite au niveau du coude droit, puis poussez sur la main pour vous redresser. Répétez le mouvement pour le côté gauche. Puis, revenez dans la position initiale.

Surtout, ne pas vous cambrer ; cet exercice peut être contrariant pour la zone lombo-sacrée.

› Relevé de buste bras tendus

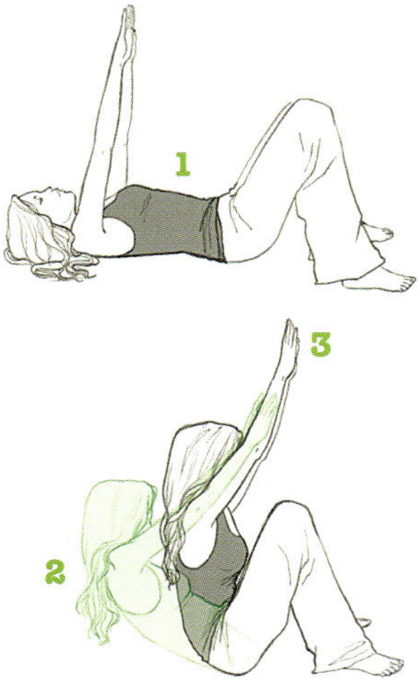

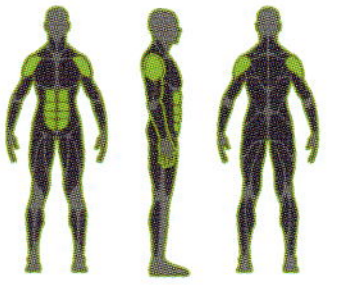

Cet exercice sollicite spécifiquement les deltoïdes et les abdominaux.

Tenez-vous allongé sur le dos, les bras tendus, les mains au-dessus du visage, les jambes légèrement fléchies. Montez le buste en l'enroulant et en décollant totalement les épaules et les lombaires du sol. Puis, redescendez. Accélérez la montée et ralentissez exagérément la descente. Durant toute l'exécution du mouvement, veillez à toujours conserver les mains au-dessus de votre visage.

Vous pouvez effectuer cet exercice avec un ballon ou un haltère.

Abdos-ischio

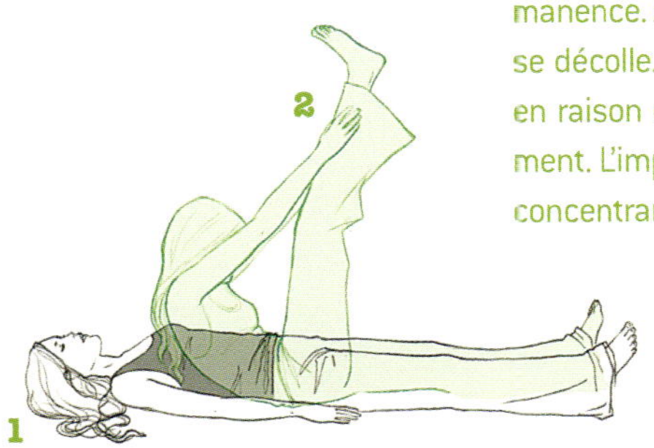

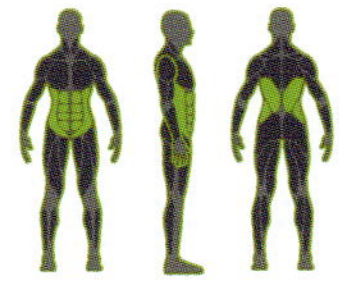

Cet exercice mobilise toute la chaîne abdominale et étire les ischio-jambiers.

Tenez-vous allongé sur le dos, les lombaires au contact du sol en permanence. À chaque mouvement, une jambe reste au sol quand l'autre se décolle. Si vous éprouvez des difficultés à garder la jambe tendue en raison d'un manque de souplesse, vous pouvez la fléchir légèrement. L'important étant de toujours parvenir à décoller les épaules en concentrant votre attention sur la mobilisation abdominale.

Isométrie-abdos-croisés

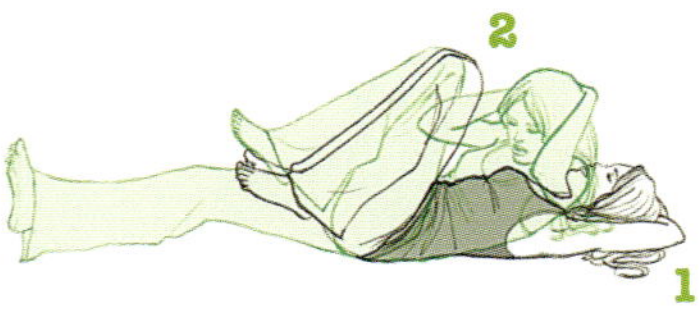

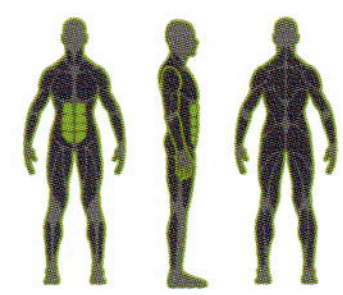

L'isométrie permet de mettre sous tension un groupe musculaire sans mobiliser d'articulations en le travaillant en profondeur. Ici, il s'agit des abdominaux.

Tenez-vous allongé sur le dos, un genou ramené vers la poitrine, l'autre jambe tendue, légèrement décollée du sol. Rapprochez ensuite les coudes du genou en veillant surtout à bien conserver les lombaires collées au sol et les épaules totalement décollées. Vous maintiendrez de la sorte une pression constante sur vos abdominaux, mobilisant ainsi les plus profonds.

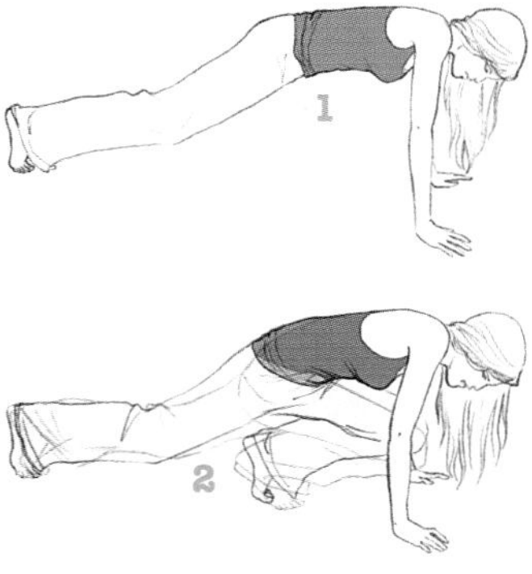

› Mouvement du grimpeur (ou roulette)

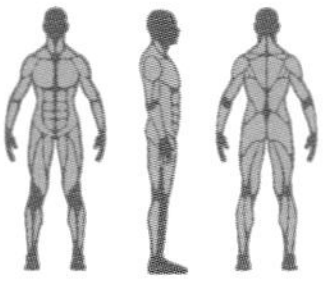

Cet exercice mobilise l'ensemble de la chaîne musculaire.
Tenez-vous allongé sur le ventre. Dressez-vous sur les bras et la pointe des pieds. Vos mains doivent se trouver au niveau de vos pectoraux avec un écartement largement supérieur à la largeur de vos épaules. Ramenez énergiquement une jambe entre vos mains comme si vous grimpiez une côte. Puis, changez de jambe. Il est essentiel d'exécuter le mouvement le plus rapidement possible en conservant néanmoins un étirement maximal entre chaque jambe.

Truc du coach pour éviter l'effet chauve-souris

Ce programme de trois exercices [papillon, haussements d'épaules et combiné bras-épaules] s'intègre très facilement dans un contexte journalier. À raison d'une vingtaine de minutes par jour, réparties également entre chacun de ces exercices, il tonifie et dessine les bras ainsi que les épaules. Il prévient efficacement l'effet chauve-souris tant redouté par les femmes [ce relâchement disgracieux des tissus se trouvant à l'arrière des bras]. Pour les hommes, il permet de récupérer très vite des volumes qui harmonisent le dessin musculaire des deltoïdes, des biceps et des triceps. Ce qui prévaut ici, c'est la régularité !

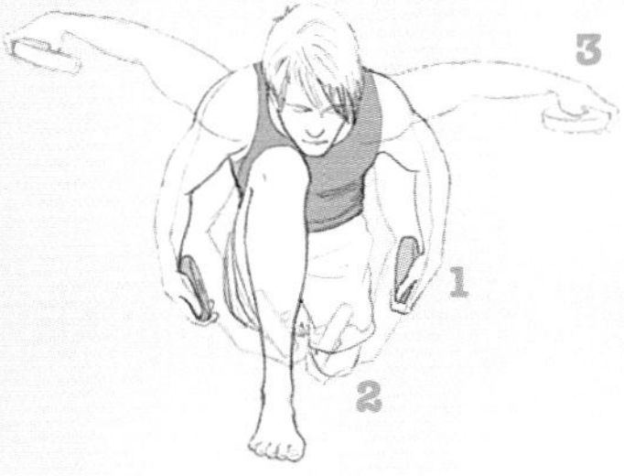

› Papillon haltères

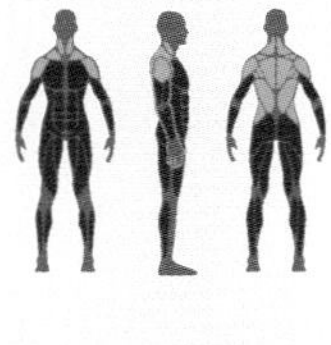

Cet exercice mobilise spécifiquement le dos et les épaules.
Tenez-vous agenouillé. Posez un pied à terre, puis collez votre poitrine contre le genou relevé. Saisissez les haltères, et, avec vos bras, effectuez des élévations latérales en veillant à conserver la tête dans le prolongement de la colonne vertébrale. Exagérez l'amplitude de l'élévation ; vous devez ressentir que vos omoplates se rapprochent l'une de l'autre.

Surtout, ne jamais relever la tête.

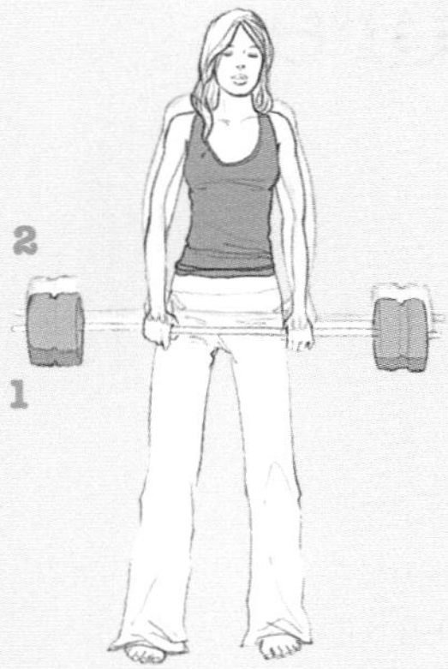

› Haussement d'épaules barre

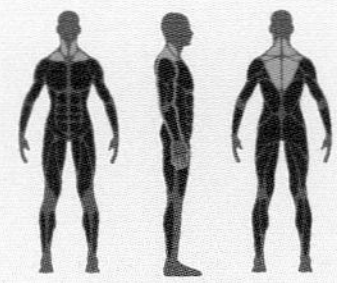

Cet exercice sollicite spécifiquement les trapèzes.
Tenez-vous debout, un pied légèrement en arrière sur la pointe afin de former un trépied stabilisant la structure et sécurisant la zone lombo-sacrée. Saisissez la barre en pronation, avec une prise serrée. Rapprochez les épaules de vos oreilles en recherchant la contraction de vos trapèzes, puis ralentissez la descente. Veillez à donner un maximum d'amplitude à votre mouvement.

Vous pouvez effectuer cet exercice avec des haltères.

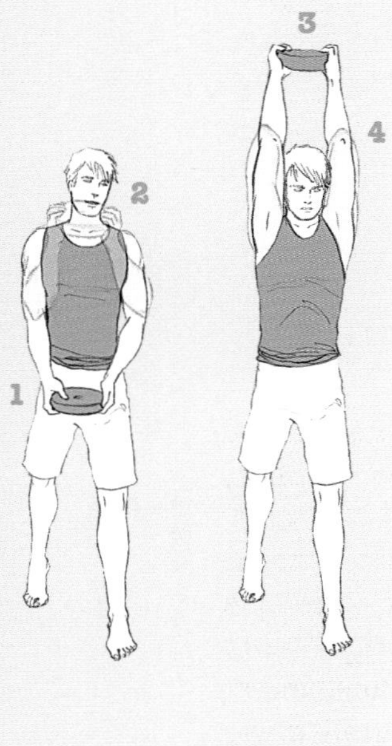

› Combiné bras-épaules disque

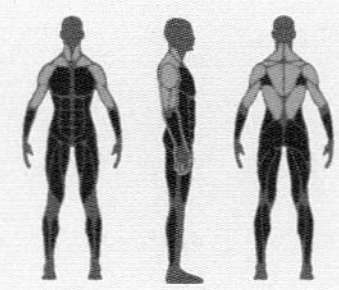

Cet exercice permet de mobiliser à la fois les biceps, les triceps, les deltoïdes et les trapèzes avec l'avantage d'harmoniser leur dessin musculaire.
Tenez-vous debout, un pied légèrement en arrière sur la pointe afin de former un trépied stabilisant la structure et sécurisant la zone lombo-sacrée. Saisissez le disque des deux mains et relevez-le vers la poitrine en contractant le biceps. Développez-le ensuite au-dessus de votre tête en veillant à garder les bras tendus et les triceps contractés. Puis, basculez le disque vers votre nuque en contractant à nouveau le biceps. Enfin, faites le chemin en sens inverse. Durant toute l'exécution du mouvement, conservez impérativement le même écartement au niveau des coudes et la ceinture abdo-lombaire contractée pour sécuriser votre posture.

Ne jamais vous cambrer ni basculer le buste en arrière pour faciliter l'exercice.

Vous pouvez effectuer cet exercice avec un ballon ou un haltère.

Résultat : un corps équilibré

› La monodiète : 3 jours fondateurs

LA MONODIÈTE EST UNE TRÊVE QUE VOUS ACCORDEZ À VOTRE ORGANISME. Vous allez donner à vos armées intérieures le temps dont elles manquent le reste de l'année pour se remettre à jour dans leurs tâches, pour leur permettre de faire un grand ménage de printemps et pour se rebooster ou, plus exactement, s'autorestaurer, car c'est en 3 jours que les cellules de l'intestin se renouvellent. La semaine zéro de la mise en place alimentaire est une « désintoxication » profonde, non seulement des intestins mais de l'ensemble du corps. C'est un sevrage de tout ce qui l'encrasse et qui rend accro (le sucre, le gras, les additifs chimiques présents partout, même dans les fruits et les légumes)[1]. Parce que vous ne mangerez qu'une seule et même chose, un fruit en l'occurrence, donc peu, vous allez soulager dans leur travail quotidien vos organes d'élimination, leur retirer les piles de « dossiers », plus ou moins utiles, lourds, importants, dont vous les accablez à chaque fois que vous vous mettez à table.

» La semaine zéro de la mise en place alimentaire est une « désintoxication » profonde, non seulement des intestins mais de l'ensemble du corps.

QUEL FRUIT CHOISIR ? LA MONODIÈTE DE RAISIN EST SANS DOUTE L'UNE DES PLUS FACILES À SUIVRE. Une grappe au petit déjeuner, une vers 10 h, puis au déjeuner, vers 16 h et au dîner. Par rapport à l'effort consenti, c'est la mieux tolérée, surtout psychologiquement. Ce fruit du plaisir et de l'automne (un excellent moment pour suivre cette mise en place alimentaire) draine et assainit, en douceur et en profondeur, tous les émonctoires (foie, reins, intestins, peau). Digeste et revitalisant, on prête souvent au raisin un effet « rajeunissant », et c'est vrai qu'une cure éclaircit à coup sûr le teint. Essayez, si vous le pouvez, de manger sa peau et les pépins qui sont riches en principes régulateurs du pH, en acides gras essentiels et en antioxydants. Il vaut mieux en consommer du bio, car c'est typiquement un fruit abondamment traité. Lavez-le à grande eau

[1] William Reymond, *Toxic Food, op. cit.*, p. 280.

vinaigrée, comme tous les fruits à peau qu'on ne pèle pas. Le raisin blanc est plus doux mais moins vitaminé que le noir ; cependant, ce dernier, plus tannique, est parfois moins bien digéré. À vous de faire votre choix.

C'est bon si vous le voulez

Si vous décidez d'entamer un processus, quel qu'il soit, faites-le complètement ou ne le faites pas. Soyez généreux, réjouissez-vous d'agir ! C'est une leçon que j'ai tirée de mon passé sportif. Partir pour un entraînement de 8 heures sans enthousiasme, en râlant, m'a toujours conduit à vivre des journées infernales, à compter les kilomètres, les minutes. À souffrir. En revanche, chaque fois que j'envisageais ces grosses phases de travail avec la « gniak », l'envie d'y aller, de tout donner, la journée filait et j'en ressortais grandi, et surtout heureux. Si vous vous lancez dans la monodiète à reculons, dans un état catastrophé à l'idée de ne manger que des pommes pendant 3 jours, alors oui, vous allez souffrir. En revanche, si vous démarrez cette séquence en ayant à l'esprit que cette monodiète va vous faire un bien fou, que c'est un cadeau que vous offrez à votre corps, alors ce sera très facile. Tout est une question d'orientation de l'esprit, de mental. En Occident, on commence seulement à prendre conscience de son importance dans tout les processus de guérison. Ainsi, aux États-Unis, il est de plus en plus fréquent de rajouter des pratiques cognitives à des protocoles médicaux classiques. En Asie, on considère depuis des millénaires que ce n'est pas le médicament qui guérit mais l'envie de guérir.[1]

Vous pouvez préférer la pomme (deux à trois par repas), qui a l'avantage d'être présente toute l'année sur les étalages. Véritable fruit-alicament, elle agit comme un tonique musculaire, un antiseptique intestinal et un dépuratif très efficace, notamment des fonctions hépatiques. Chaque bouchée est gorgée d'antioxydants, de pectines, aux propriétés reconnues pour absorber les métaux lourds, de vitamine C et de manganèse. Elle est idéale pour mettre au repos l'organisme sans l'acidifier. Rassasiante, la pomme est également vite las-

[1] Voir à ce propos *La Solution intérieure,* Thierry Janssen, Fayard, collection Pocket, 2006.

sante pour le palais, surtout quand arrive le troisième jour de monodiète ! Pour tromper la routine, on peut choisir des variétés différentes, plus ou moins fermes, plus ou moins sucrées en bouche (pink lady, rubinette, royal gala, golden, reinette, canada, etc.).

À CHAQUE SAISON CORRESPONDENT DES VARIÉTÉS DE FRUITS AUX PROPRIÉTÉS DIFFÉRENTES MAIS TOUJOURS INTÉRESSANTES DANS LA MESURE OÙ, QUEL QUE SOIT VOTRE CHOIX, VOUS Y TROUVEREZ UNE COMBINAISON HARMONIEUSE DE SUCRE (FRUCTOSE), DE CALORIES ET D'ÉLÉMENTS NUTRITIONNELS PRÉCIEUX. Mais au-delà de cet aspect banalement diététique, il y a un petit bonheur en plus, celui de renouer via ses papilles avec une belle et longue histoire. Comme le souligne l'ingénieur agronome Pierre Weill dans *Mon assiette, ma santé, ma planète*[1], croquer dans un fruit frais, de bonne origine, c'est croquer aussi dans « dix mille ans de la mémoire des hommes qui ont choisi dans la nature des fruits qui leur plaisaient, qui les ont cultivés, greffés, soignés, sélectionnés [...]. C'est cette mémoire que nous consommons et qui nous relie à nos racines biologiques ».

» Une vitamine ayant bénéficié d'une interaction avec d'autres nutriments aura toujours bien plus de propriétés qu'une vitamine isolée et cultivée en laboratoire.

UNE CHOSE TRÈS IMPORTANTE À RETENIR : LES VITAMINES CONTENUES DANS LES FRUITS (ET LES LÉGUMES) FRAIS SONT MIEUX MÉTABOLISÉES PAR NOTRE ORGANISME QUE CELLES FABRIQUÉES ET UTILISÉES PAR L'INDUSTRIE AGROALIMENTAIRE, EN PARTICULIER DANS LES JUS DE FRUITS VENDUS EN GRANDES SURFACES. Elles sont aussi plus efficaces. Le secret de leur pouvoir ? Un vécu biologique. Une vitamine ayant bénéficié d'une interaction avec d'autres nutriments aura toujours bien plus de propriétés qu'une vitamine isolée et cultivée en laboratoire[2].

Il est évident que, durant cette monodiète, moins vous mangerez de fruits, plus vous vous rapprocherez d'un jeûne et de ses vertus détoxifiantes. Mais si vous en mangez plus, vous bénéficierez d'autant des propriétés des fruits. C'est à vous de juger.

Durant ces 3 jours, on s'hydrate uniquement avec de l'eau plate et/ou du thé vert, sans sucre. Ne buvez jamais trop d'un seul coup, plutôt en petite quantité mais fréquemment dans la journée.

---

[1] Pierre Weill, *Mon assiette, ma santé, ma planète,* Paris, Plon, 2010.

[2] William Reymond, *Toxic Food, op. cit.*

» Durant cette monodiète, moins vous mangerez de fruits, plus vous vous rapprocherez d'un jeûne et de ses vertus détoxifiantes. Mais si vous en mangez plus, vous bénéficierez d'autant des propriétés des fruits. C'est à vous de juger.

DURANT CES 72 HEURES, VOUS RESSENTIREZ, PEUT-ÊTRE, DES MAUX DE TÊTE, UN PEU DE LASSITUDE, DE FATIGUE, VOUS POURREZ AVOIR DES TROUBLES DU SOMMEIL VOIRE MANIFESTER DE L'IRRITABILITÉ. Dans des cas particuliers extrêmes, certains ressentiront des douleurs articulaires, auront des éruptions cutanées plus ou moins virulentes, des démangeaisons, toutes sortes de petits troubles qui rappellent ceux d'un toxicomane en période de sevrage... Tout rentrera dans l'ordre à partir du quatrième jour, quand vous allez remettre de la variété dans vos menus.

TÉMOIGNAGE : **JUDITH SCHULDIS, DIRECTRICE FINANCIÈRE**

*« **AU DÉPART, PRESQUE TOUT ME CHOQUAIT DANS LA MÉTHODE.** Surtout les 40 jours de diète, que je trouvais hyperradicaux. Les laitages de vache étaient proscrits alors que je viens d'une famille particulièrement touchée par l'ostéoporose, pas de sucres rapides, moi qui étais une adepte du grignotage, plus de café, j'en étais accro, et pas de fruits, en dehors du jus pressé du matin, alors que j'ai toujours été habituée à en manger beaucoup. Et puis la perspective de commencer par 3 jours à ne me nourrir que de pommes était un vrai défi pour moi. Le premier jour, je ne me suis pas sentie bien, j'avais des maux de tête, j'étais de mauvaise humeur. J'ai passé le deuxième jour à naviguer entre mon canapé et les toilettes, j'avais toujours mal à la tête et, en plus, j'étais fatiguée. Le troisième jour a été étonnamment facile, comme si mon corps, finalement, s'était habitué. Je me sentais mieux, moins stressée, la fatigue m'avait quittée. Je savais aussi que le lendemain je passerais à autre chose, et j'ai d'ailleurs particulièrement apprécié les trois repas de ce quatrième jour. Les aliments avaient d'un coup un autre goût ! Je n'avais pas de quantités à respecter, contrairement aux autres régimes que j'avais pu faire dans ma vie. Tout ce qui était demandé, c'était de bien mastiquer et de s'arrêter quand on n'avait plus faim. C'est aussi ce jour-là que j'ai commencé l'entraînement physique. Je ne me sentais pas en pleine possession de mes forces, mais j'avais beaucoup d'énergie, même si je n'ai*

pas réussi à aller au bout de tous les exercices. Au bout d'une dizaine de jours, j'ai constaté plusieurs choses : d'abord, j'avais perdu 5 kg, ensuite, je n'avais plus de remontées acides, ce qui m'étais habituel puisque j'ai un ulcère à l'estomac, mon eczéma quasi chronique me laissait tranquille. Je commençais à comprendre pourquoi on parlait de désintoxication profonde. J'ai attendu mon premier jour d'écart avec impatience, et je me suis jetée sur un gâteau au chocolat. Encore aujourd'hui, 2 ans après cette première expérience, cela reste mon péché mignon. Pour le reste, j'ai changé plein de choses dans mon comportement alimentaire. Je respecte toujours les règles des cinq protéines animales par semaine et de ne pas les mélanger si possible avec des sucres lents. J'ai abandonné le café, le fromage de vache, tout ça me reste dorénavant sur l'estomac. Je suis devenue une adepte des courses à pied. Aujourd'hui, mon poids s'est stabilisé à 61 kg pour 1,75 m. Moi qui de toute ma vie n'était jamais descendue en dessous des 70 kg, j'ai perdu 30 kg en 2 ans. C'est un changement, une remise en question, et une autre vie qui commence à 50 ans. Je me suis mise au yoga, je travaille beaucoup sur ma respiration, cela me permet de constater des choses pas toujours agréables, mais je peux maintenant les accepter. Enfin, je me vois comme je suis. Je ne subis plus, en prenant le contrôle de mon corps, j'ai pris le contrôle de ma vie. »

Avoir tenu cette monodiète doit être une source de fierté et de confiance en vous. À partir de là, c'est une aventure nutritionnelle et gustative de 37 jours qui va commencer. Le contenu de votre garde-manger et de votre réfrigérateur, vos habitudes alimentaires vont s'en trouver changés, et même, pour certains, révolutionnés.

› La diète : apprendre le plaisir dans la rigueur

C'EST PARTI POUR 6 SEMAINES DE GRANDES VACANCES QUE VOUS OFFREZ À VOS ORGANES D'ÉLIMINATION ! LA PERTE DE POIDS QUE VOUS AUREZ SANS DOUTE DÉJÀ CONSTATÉE AVEC LA MONODIÈTE VA SE POURSUIVRE. Elle sera plus ou moins spectaculaire selon les individus et leur niveau d'intoxication. Encore une fois, **l'intention première de cette mise en place alimentaire n'est pas de faire maigrir** (si la perte de poids est votre objectif premier, fitnext peut vous accompagner et vous proposer un programme sur mesure), mais d'initier un processus qui, en alliant diète et activité sportive, doit vous permettre de reprendre le contrôle de la chimie de votre corps et d'accéder ainsi à un bien-être physique et psychique durable.

TÉMOIGNAGE : **VICTOR ROBERT, JOURNALISTE ET ANIMATEUR TÉLÉ**

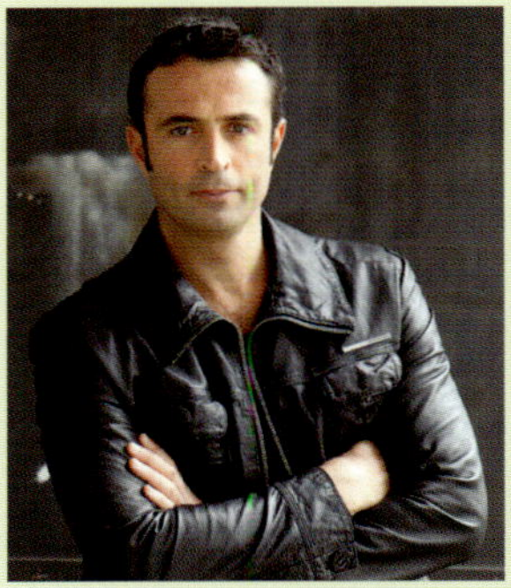

« J'AI TOUJOURS ÉTÉ TRÈS SPORTIF, PRATIQUANT UN PEU DE TOUT, NATATION, FOOT, BOXE, FOOTING, MAIS, RATTRAPÉ PAR LE BOULOT, J'AVAIS CES DERNIÈRES ANNÉES UN PEU MIS DE CÔTÉ TOUT ÇA. *En 2010, j'ai eu envie de retrouver ma forme perdue. Lorsque j'ai contacté Erwann, il m'a prévenu que si je faisais appel à un coach, ce n'était pas pour faire les choses à moitié ou abandonner à la première goutte de sueur versée. Je me suis engagé pour deux mois. Il m'a fait faire un check-up complet, proposé la diète des 40 jours et établi un programme physique sur mesure, qui s'intégrait au mieux à mon emploi du temps, soit deux entraînements de 2 h par semaine. Toujours le matin. C'est déjà contraignant comme rythme, alors si cela avait dû se caler le soir après une journée de travail, cela aurait pu devenir très vite plus difficile à suivre. En quatre séances, j'ai senti que quelque chose se passait. Entre le sport et la mise en place alimentaire, un cocktail chimique s'opère, qui donne la sensation très nette de purger son organisme. J'ai réappris à m'alimenter correctement et pris quelques réflexes qui me sont restés. Moi qui étais un gros mangeur de pain, je prends désormais mes deux tartines le matin et j'en reste là pour la journée. Je dîne léger le soir et, dans la mesure du possible, pas trop tard, pour laisser l'organisme au repos la nuit. Je me suis même mis à apprécier le poisson avec les légumes. Mon sens du goût est aussi plus aiguisé qu'avant.*

SUR LE PLAN PHYSIQUE, C'EST COSTAUD MAIS EFFICACE, ON PERÇOIT TRÈS VITE QUE TOUT LE CORPS TRAVAILLE. *Je dois dire que la première séance de « roulettes » m'a laissé un vif souvenir. Arriver au bout de quelque chose qui vous semble impossible donne un sacré sentiment libérateur. Ce training est arrivé dans une période de boulot très chargée, j'ai pu la traverser sans réelle inquiétude parce que physiquement, mentalement j'allais bien, je me sentais fort. À l'issue de chaque séance, on prenait un petit moment pour travailler la respiration et la relaxation. Je suis sorti de là heureux d'avoir retrouvé ma forme, et surtout d'entendre que les gens me trouvaient bonne mine, voire rajeuni. Ce n'est pas une méthode gadget, elle vous apprend à faire attention et donne des clés pour vous rattraper lorsque vous avez poussé le bouchon un peu loin. Les exercices sont simples, on peut les reproduire à la maison, dans la nature, au bureau, sans avoir de matériel de gym sous la main.*

Je me prends en charge tout seul, en m'organisant un petit programme perso pour ne pas perdre ce que ce coaching m'a apporté. Et quand je n'ai pas le temps de faire un peu de sport, je soigne mon alimentation. L'idéal, bien sûr, étant de faire les deux pour rester au top. »*

» Aujourd'hui, le travail de nos émonctoires est une gageure tant le contenu de nos assiettes s'est acidifié au cours des cinquante dernières années.

DURANT 6 SEMAINES, VOUS ALLEZ AVANT TOUT SOIGNER LE pH DE VOTRE CORPS. Ce dernier doit être équilibré, voire légèrement alcalin ou basique (sur une échelle allant de 0 à 14, le pH idéal du corps est compris entre 7,35 et 7,45). S'il est trop acide (pH inférieur à 7), vous n'assimilez pas efficacement les vitamines, minéraux et autres nutriments nécessaires au bon fonctionnement de votre organisme. En diminuant la production d'énergie des cellules et la capacité du corps à réparer celles qui sont endommagées, un pH acide favorise le développement de toutes sortes d'agents pathogènes et les processus inflammatoires. La mission de nos émonctoires est précisément de préserver l'équilibre acido-basique en neutralisant, et en éliminant, le surplus de facteurs acides provenant de notre alimentation. Or, aujourd'hui, leur travail est une gageure tant le contenu de nos assiettes s'est acidifié au cours des cinquante dernières années.

Les coupables ? Tous les produits à index glycémique élevé, sortis des chaînes de fabrication de l'industrie agroalimentaire sous forme de confiseries, biscuits, viennoiseries, plats préparés, sauces prêtes à l'emploi, boissons sucrées (jus de fruits, eaux aromatisées, sodas), etc., contenant surtout des sucres blancs, des farines et des céréales blanches, des huiles raffinées, des graisses saturées et des additifs chimiques divers et variés (colorants, exhausteurs de goût et conservateurs).

En naturopathie, ces produits sont considérés comme « dégénérescents ». Non seulement ils encrassent l'organisme et sont sans véritable valeur nutritionnelle, mais, de surcroît, ils sont les meilleurs alliés des maladies dites de civilisation comme le diabète, l'obésité et le cancer. En 2009, 43 % des Français sont en surpoids, 10 % sont obèses. Un adulte sur cinq souffre de cholestérol, dix millions ont de l'hypertension, deux millions sont diabétiques et l'on compte 500 000 personnes cardiaques[1].

[1] William Reymond, *Toxic Food,* op. cit.

MAIS, SOYONS CLAIR, CE N'EST PAS UN STEAK AVEC DES FRITES À DORER AU FOUR, OU UN PLAT TOUT PRÊT DE GRATIN DAUPHINOIS, AVEC UN YAOURT AUX FRUITS OU UNE GLACE AU NOUGAT, QUI RISQUENT DE VOUS DONNER DES CALCULS RÉNAUX, UNE CRISE D'ARTHRITE, OU VOUS EXPOSER À UNE TUMEUR OU À UN ACCIDENT CARDIO-VASCULAIRE. Ce régime devient toxique quand les quantités sont excessives et dans la mesure où il est habituel. Or, il semble bien que ces aliments industriels soient devenus des incontournables du chariot de la ménagère aujourd'hui. En 2008, l'INSEE a publié une radioscopie de notre alimentation depuis 1960[1]. En 45 ans, la part des plats préparés dans nos menus a plus que doublé pour atteindre 41 %, celles des conserves de légumes et de pomme de terre ont augmenté de 7 %, au détriment des produits frais (légumes, féculents) dont l'achat n'a cessé, en parallèle, de décroître. Quant aux aliments sucrés (préparations sucrées pour snacks et desserts, fruits), leur part a augmenté de 8 % sur la même période. Comment expliquer ce changement sur nos tables ? Facilité, gain de temps, mais aussi gain d'argent : une bonne calorie coûte, c'est malheureusement vrai, plus cher qu'une mauvaise. Accessible à toutes les bourses, l'alimentation industrielle est une solution idéale en période de crise et d'incertitude économique, même si elle offre surtout des calories creuses, c'est-à-dire nutritionnellement pauvres ou nulles.

» Comment expliquer ce changement sur nos tables ? Facilité, gain de temps, mais aussi gain d'argent : une bonne calorie coûte, c'est malheureusement vrai, plus cher qu'une mauvaise.

DURANT 40 JOURS, VOUS ALLEZ DONC ÊTRE VIGILANT SUR L'APPORT EN ALIMENTS ACIDIFIANTS ET OPTER POUR UNE CONDUITE ALIMENTAIRE « DÉTOXIFIANTE » :

- en favorisant les fruits et les légumes frais (bio si vous pouvez vous le permettre), certains oléagineux comme les amandes, les noisettes, les céréales complètes, les huiles vierges première pression à froid (huile d'olive mais aussi de noix, de colza, etc.), les légumineuses (surtout sous forme de graines germées), les aromates (persil, ail, oignon, ciboulette, thym, basilic, cumin, curcuma, romarin, etc.), les condiments (fleur de sel, moutarde, gingembre, poivre (rose, noir, gris) ;

[1] *Les Repas depuis 45 ans : moins de produits frais, plus de repas préparés,* INSEE première septembre 2008, www.insee.fr.

- en réduisant votre consommation de viandes, de poissons, de pain, de sucres lents et rapides ;
- en bannissant (en tout cas durant les vingt premiers jours au moins) le chocolat (à boire ou en tablette), le café, le thé noir (car fermenté), tous les sodas, l'alcool et, à l'exception d'un peu de beurre (seulement au petit déjeuner), tous les laitages de vache.

› Des interdits : pourquoi ?

PAS D'ALCOOL

Certains de mes coachés ont des difficultés à envisager de ne pas boire au moins un verre de vin durant au moins quatre semaines pleines. Quand on a une vie sociale, c'est d'autant plus difficile, j'en sais quelque chose. Refuser un verre lors d'un déjeuner d'affaire, d'un apéro entre amis ou d'un dîner n'est pas simple, et les autres ne vous facilitent pas la tâche. Mais c'est nécessaire encore une fois afin que vous vous « détoxifiez » efficacement.

TÉMOIGNAGE : **PIO MARMAÏ, COMÉDIEN**

« QUARANTE JOURS DE DIÈTE, SANS PRATIQUEMENT UNE GOUTTE DE VIN, EN COMMENÇANT PAR 3 JOURS À NE MANGER QUE DES POMMES, ET CINQ SÉANCES DE RPM DÈS LA PREMIÈRE SEMAINE… QUAND ERWANN M'A ANNONCÉ LE PROGRAMME, JE ME SUIS DIT QUE JE N'Y ARRIVERAIS JAMAIS. *Mais, j'avais une supermotivation : j'étais là pour me préparer à incarner sur Canal + le personnage de Francis le Belge (*Mon père, Francis le Belge*, fiction diffusée en novembre 2010). Un rôle où je devais en imposer physiquement. Erwann a été clair d'emblée : pour arriver au but, on ne passerait que par le sport et l'alimentation, rien d'autre, aucun produit type stéroïdes. Pendant un mois et demi, j'ai suivi scrupuleusement la diète et six séances de culture physique par semaine à raison de 2 h par jour. Cette discipline m'a permis de me dépasser. En 3 semaines, j'ai commencé à voir le résultat, je n'habitais plus le même corps. J'avais perdu 5 kg, je commençais à avoir des pectoraux, je me réveillais avec la « gniak » le matin. J'avais aussi des courbatures, surtout aux jambes, j'étais parfois bien crevé. Après 5 ans de laisser-aller, mon corps m'envoyait des signaux qui alarmaient l'hypocondriaque que je suis. Mais Erwann me rassurait, me disant que tout ça était normal. À 25 ans, le corps s'adapte vite, et j'ai commencé à prendre les choses de façon plus ludique parce que les résultats étaient là. Les cours de RPM m'asséchaient et, avec le programme de musculation, je commençais à me forger la carrure que j'avais imaginée pour le rôle. Ma hantise, c'était qu'en me voyant à* *l'écran, on se dise que j'avais fait de la gonflette. Je voulais avoir une ligne équilibrée, et les exercices proposés par Erwann allaient dans ce sens, avec des mouvements complets mobilisant tous les muscles en profondeur. Ce travail a été aussi un travail sur moi. Mon rapport aux autres a évolué pendant cette période. J'étais plus à l'aise, je gagnais surtout en confiance. Sans doute parce que je savais que je pouvais m'imposer des choses que peu de gens étaient capables de faire. J'avais quasiment arrêté de fumer. Pendant le tournage, je me levais à 5 h du matin comme une fleur et, dans mon jeu, je me sentais précis, affûté. Quand le tournage s'est arrêté, quand je me suis relâché, j'ai compris à quel point, pendant cette préparation, j'avais acquis un contrôle sur mon corps. Une fois qu'on a connu ça, difficile de revenir en arrière. Mais suivre le rythme sportif que nécessitait ce rôle n'était pas tenable à long terme. Mon objectif n'était pas de devenir un athlète de haut niveau, seulement d'entrer dans la peau de Francis le Belge. Cela m'a permis de mieux appréhender mes limites. Je sais sur quels leviers jouer pour rétablir la situation quand je dérape. L'avantage d'avoir tenu une certaine discipline, c'est que le corps s'en souvient. Quand, après 2 mois de dilettantisme, je retourne faire des séances de RPM, c'est quand même beaucoup moins violent que la toute première fois. »*

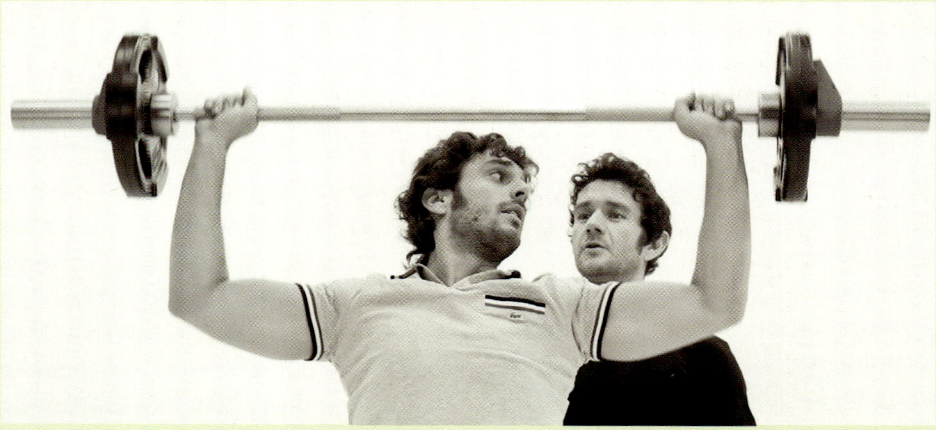

PAS DE CAFÉ, DE CHOCOLAT, DE THÉ NOIR

Autant d'élixirs conviviaux, goûteux et merveilleusement… acidifiants. Ces trois boissons du plaisir, souvent prises avec du sucre, induisent le cycle vicieux des chocs glycémiques et des hypoglycémies réactionnelles qui nous rendent accros. Pour certains, arrêter ces drogues douces va sûrement provoquer un phénomène de manque (coup de barre, nausées...). Mais vous laisserez aussi vos organes d'élimination au repos. Car les substances qu'elles contiennent excitent non seulement votre attention, mais surstimulent l'activité des émonctoires. À noter que la caféine et la théine empêchent la synthèse du fer.

Feu vert au thé vert

Un thé vert (non sucré) contient des antioxydants puissants, des vitamines B, C et E. Il a des propriétés antihypercholestérolémiques, antitumorale, et c'est un « brûleur » de graisse qui a fait ses preuves. Autant de vertus que l'on ne retrouve pas aussi concentrées dans les thés fermentés ou les thés noirs.

AUCUN LAITAGE DE VACHE

C'est une règle d'or que je respecte personnellement et que les miens ont aussi adoptée. Ma petite dernière, Lou, trois ans et demi, n'a plus bu de lait de vache depuis qu'elle a 6 mois, elle ne souffre d'aucune carence et est même en avance physiquement sur ses petits camarades. À l'énoncé de ce dernier point, au premier rendez-vous avec celles et ceux que je coache, ça ne loupe jamais, j'ai toujours droit à cette réflexion angoissée, pour ne pas dire scandalisée : « Mais le calcium, où je vais en trouver, alors ? » Il est étonnant de constater que jamais personne ne se pose la question de savoir où la vache le trouve, elle, son calcium... Tout bêtement dans l'herbe et le fourrage. Avaler trois ou quatre produits laitiers par jour, comme le scandent régulièrement les campagnes publicitaires, n'est pas obli-ga-toire !

> » Ma petite dernière, Lou, trois ans et demi, n'a plus bu de lait de vache depuis qu'elle a 6 mois, elle ne souffre d'aucune carence et est même en avance physiquement sur ses petits camarades.

IL EXISTE BIEN D'AUTRES SOURCES DE CALCIUM D'AUSSI BONNE QUALITÉ, SI CE N'EST MEILLEURE, QUE LE LAIT. Pensez aux légumes, notamment les crucifères (type brocolis), les épinards, les salades, les fruits, qui renferment de 40 à 200 mg de calcium pour 100 g, les condiments

Le beurre, l'ami du petit déjeuner

Dans le cadre de la méthode, on peut prendre du beurre parce qu'au cours de la transformation la caséine diminue significativement avec le petit-lait. Moins de caséine, donc moins de problèmes ! Le beurre, c'est « le » lipide par excellence, mais c'est du bon lipide. En prendre le matin est idéal, car après l'autorestauration de la nuit, l'appareil digestif est en pleine forme pour « attaquer » les graisses. Mieux, après être passé par l'épreuve du beurre le matin, car c'en est une, votre corps va devoir surcompenser et il sera donc bien « entraîné » pour lutter contre les autres lipides que vous rencontrerez dans la journée et qui seront de moins bonne qualité. Mais attention, si le beurre est intéressant le matin, il vaut mieux l'éviter le midi et carrément l'oublier le soir...

» Le plus grand tour de force du lobby laitier est certainement d'avoir convaincu une grande majorité de médecins, les pouvoirs publics et *in fine* l'opinion, que les produits laitiers étaient « nos amis pour la vie ».

comme les oignons, les eaux minérales (type Hépar) et certains poissons comme les sardines (surtout si on les mange avec les arêtes).

Nous avoir fait oublier que le calcium peut se trouver ailleurs est l'une des grandes réussites du lobby laitier. Mais son plus grand tour de force est certainement d'avoir convaincu une grande majorité de médecins, les pouvoirs publics et *in fine* l'opinion, que les produits laitiers étaient « nos amis pour la vie ». Comme l'écrit le professeur Henri Joyeux, cancérologue, nous sommes victimes de « lactoolisme »[1]. De nombreuses études scientifiques indépendantes, menées du Japon aux États-Unis en passant par l'Europe, ont mis en évidence l'incidence d'une consommation excessive de laitages de vache (et trois par jour tout au long de sa vie, c'est une surconsommation !) sur le diabète, l'obésité et certains cancers comme celui du sein, de la prostate et du côlon.

[1] Thierry Souccar, *Lait, mensonges et propagande*, *op. cit.*

À ce sujet, l'une des études qui fait le plus autorité en la matière, par son ampleur et sa durée dans le temps (plus de 30 ans), est celle qu'a menée le docteur T. Colin Campbell sur les effets d'une alimentation riche en protéines animales (viandes et laitages) sur notre santé. Ses travaux ont particulièrement porté sur la **caséine**, la **protéine du lait.** Il a découvert que celle-ci était un **grand promoteur du cancer.** Ses recherches suivantes ont mis en évidence que la quantité de protéines animales dans notre alimentation avait le pouvoir non seulement d'arrêter ou de déclencher le cancer, mais encore d'accélérer ou de neutraliser les effets cancérigènes de substances carcinogènes.

» De nombreuses études scientifiques indépendantes ont mis en évidence l'incidence d'une consommation excessive de laitages de vache sur le diabète, l'obésité et certains cancers.

EN MENANT LA MÊME ÉTUDE SUR LES PROTÉINES VÉGÉTALES, LE PROFESSEUR CAMPBELL A MONTRÉ AUSSI QUE CELLES-CI ÉTAIENT SANS EFFET SUR LA PROMOTION OU LA CROISSANCE DES TUMEURS. À ce titre, son livre[1] recèle de stupéfiantes révélations sur les liens entre

Protéines animales et cancer

En exposant des rats de laboratoire à une substance carcinogène (l'inflatoxine), puis en faisant suivre un régime quotidien à 5 % de protéines pour un groupe (1) et à 20 % pour un autre groupe (2), l'équipe du professeur T. Colin Campbell a découvert que les premiers développaient significativement moins de cancers du foie. Mieux : si le groupe 1 était soumis à une plus forte exposition au carcinogène, mais toujours alimenté avec 5 % de protéines, les cas de cancer restaient toujours moins élevés que pour le groupe 2, même si ce dernier avait été exposé à une plus faible quantité d'inflatoxine. Conclusion : quel que soit le degré d'exposition à un agent cancérigène, ce sont les protéines qui font la différence. Il a été aussi clairement mis en évidence que c'est lorsque l'on ingère plus de protéines que nécessaire que les problèmes commencent.

[1] Colin et Thomas Campbell, *Le Rapport Campbell,* Canada, Éditions Ariane, 2008.

» Le secteur laitier a adopté une technique de propagande éprouvée durant de longues décennies par les fabricants de cigarettes : financer et diffuser largement des contre-études, menées par des experts et des scientifiques payés par eux, qui ne remettent pas forcément en cause le fond des critiques, mais qui instillent un flou et installent le doute.

l'alimentation et la santé à long terme. Des études qui ont confirmé et complété ses travaux, il y en a eu pléthore. Si vous n'en avez pas ou peu entendu parler, c'est le résultat de l'excellent travail de marketing et de communication fait par le lobby du lait. Comme l'industrie agroalimentaire, face à ses détracteurs qui l'accusent d'être la grande prêtresse de la malbouffe, le secteur laitier a adopté une technique de propagande éprouvée durant de longues décennies par les fabricants de cigarettes : financer et diffuser largement des contre-études, menées par des experts et des scientifiques payés par eux, qui ne remettent pas forcément en cause le fond des critiques, mais qui instillent un flou et installent le doute.

IL Y A DONC CE QUE L'INDUSTRIE LAITIÈRE NOUS DIT ET, SURTOUT, CE QU'ELLE NOUS CACHE... Faites un sondage autour de vous, demandez à votre entourage quel est le pourcentage de la population mondiale allergique au lait. Combien vous répondront 75 % ? (Les populations asiatiques et d'Afrique noire sont massivement concernées par cette intolérance.) C'est pourtant la bonne réponse. En France, nous sommes plus de vingt millions (59 % de la population) à ne pas digérer le lait. Cette intolérance est parfaitement normale : nous ne sommes pas programmés pour boire du lait toute notre vie. Au-delà de l'âge de 4 ans, la lactase, l'enzyme qui nous permet, bébé, de synthétiser le lactose (le sucre du lait), cesse son activité. C'est un héritage génétique de nos ancêtres du paléolithique.

VOUS AVEZ ENTENDU DIRE QUE LE LAIT EST LA MEILLEURE SOURCE DE CALCIUM ? SOURCE DE CALCIUM, C'EST VRAI. La meilleure ? Aucune preuve scientifique n'a été apportée jusqu'ici. Tout ce que l'on sait, c'est que le taux d'assimilation du calcium laitier par notre organisme est d'environ 35 %, soit moitié moins que le taux d'assimilation du calcium végétal. Il est bien connu que le lait fait grandir les enfants ? Cela tombe sous le sens quand on sait que le lait de vache doit permettre à un veau d'atteindre 150 kg dans les 6 mois qui suivent sa naissance. C'est le travail d'une substance que l'on trouve en abondance dans le précieux breuvage : l'IGF1. Cette hormone de croissance très utilisée dans le dopage, que j'ai moi-même prise quand j'étais cycliste, expose à de nombreuses maladies comme le diabète, l'obésité, les maladies auto-immunes ou encore certains cancers comme celui des testicules ou de la prostate (très répandus chez les sportifs professionnels).

» 75 % de la population mondiale est allergique au lait.

ENTENDONS-NOUS BIEN : IL NE S'AGIT PAS ICI DE S'INTERDIRE À JAMAIS LE LAIT ET LES PRODUITS LAITIERS. J'en serais moi-même incapable ! Se priver du plaisir d'une bonne crème glacée, pour fêter le retour de l'été, ou d'un excellent verre de vin accompagné de fromage, pour compenser un jour d'automne triste et gris, ne cadre pas avec ma vision de la vie. C'est le diktat qui nous impose absolument de prendre trois ou quatre laitages par jour qui est insupportable. L'intox, ça suffit. Oui au plaisir, non à l'excès !

Le truc du coach

Deux fois par semaine, les jours où vous avez eu un entraînement sportif, je vous recommande de faire une monodiète le soir : une assiette d'une crudité ou d'un légume (salade de betteraves rouges ou de carottes râpées, ou de tomates, haricots verts, cœurs d'artichaut, cuits ou crus). Prenez aussi ces soirs-là, au moment du coucher, deux gélules d'huile de Haarlem. Sans oublier votre infusion quotidienne au thym qui est un antiseptique et un antitoxique naturel.

› Renouez-avec d'authentiques sensations

LES LÉGUMES ET CRUDITÉS SONT À CONSOMMER SANS MODÉRATION, SANS TOUTEFOIS OUBLIER LE VIEIL ADAGE : « MANGER COMME UN ROI LE MATIN, UN PRINCE LE MIDI ET COMME UN PAUVRE LE SOIR. » Gardez toujours à l'esprit qu'il faut préserver le repos de vos émonctoires la nuit afin qu'ils s'autorestaurent tranquillement. Cette diète est l'occasion de se rapprocher le plus possible de l'authenticité des produits et surtout des fruits et des légumes frais. Pour ceux qui ont tendance à manger par gourmandise ou pour compenser une anxiété, un stress, saisissez cette opportunité pour vous remettre à l'écoute de vos besoins physiologiques. C'est à votre corps de vous donner les infos sur ce qu'il veut, et non à votre tête ! C'est ainsi que vous allez renouer avec d'authentiques et cruciales sensations : celles de la faim et de la satiété.

TÉMOIGNAGE : **ALEXIA LAROCHE-JOUBERT, PRODUCTRICE ET ANIMATRICE TÉLÉ**

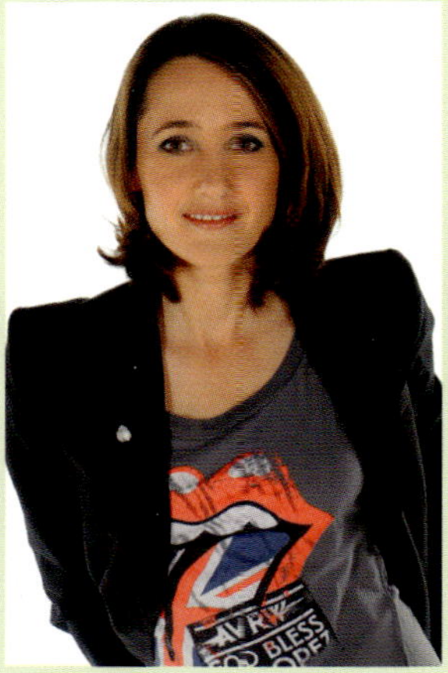

« LORS DE MA DERNIÈRE GROSSESSE, EN 2007, J'AVAIS PRIS 22 KG QUE J'AVAIS TENTÉ DE PERDRE AVEC DIVERS RÉGIMES DONT UN RÉGIME HYPERPROTÉINÉ QUI A EU UN EFFET CATASTROPHIQUE SUR MOI : ÇA A ANÉANTI TOUT LE PLAISIR QUE J'AVAIS À MANGER. *Je suis aussi passée par une grosse déprime sans avoir, au final, constaté un résultat probant sur ma balance. En 2009, il fallait encore que je perde 4 à 5 kg avant d'animer une nouvelle émission télé. J'ai fait appel à Erwann parce que c'est un ami et que j'ai confiance en lui. J'étais prête à faire des efforts sur l'alimentation, à condition que cela ne soit pas trop contraignant pour les gens qui m'entourent, et pas un frein à ma vie sociale. Je ne pouvais pas non plus libérer trop de temps dans mon agenda pour le sport. Sachant que je monte à cheval tous les jours, je suis de toute façon quelqu'un de tonique. Il m'a proposé une séance hebdomadaire de cardio et d'exercices de gainage et m'a expliqué la diète des 40 jours. Un régime vous prive, pas sa méthode. On peut manger plein de choses, il s'agit simplement d'organiser les menus. En plus, on n'a rien à quantifier ou peser, et ça n'exige pas de se torturer les méninges pour se cuisiner des plats d'enfer. Je me suis disciplinée sans me frustrer. Sur 40 jours, c'est tout à fait gérable psychologiquement. Seuls les 3 jours de monodiète sont contraignants. Aujourd'hui, je ne suis plus la même qu'avant. Mon corps a changé, il est plus sain. Je le trouve même plus joli à 40 ans qu'à 20 ans malgré mes deux grossesses. Je ne coupe pas à la cellulite évidemment, mais les formes sont plus marquées, et le ventre est plus plat. Je suis à un âge où l'on commence à lutter contre le temps, malgré tout mon corps se tient. Le voir évoluer ainsi m'a redonné confiance et un brin de nécessaire narcissisme. J'ai repris goût au footing, je continue de courir une fois par semaine, et je reste fidèle à ma séance de culture physique en plus de l'équitation.*

J'AI FAIT LE TRI DANS MON ALIMENTATION ENTRE CE QUI ME CONVIENT ET CE QUI NE ME CONVIENT PAS OU PLUS DU TOUT. *J'étais, par exemple, une grande consommatrice de miel, le fait de ne pas en manger pendant 40 jours m'a sevrée ; je n'en mange plus. J'ai aussi totalement arrêté le café, je prends du déca éventuellement, mais je me suis surtout mise au thé. J'ai proscrit à vie le lait et je préfère le fromage de chèvre à celui de vache. Je suis aussi devenue végétarienne un jour sur deux. C'est tout à fait compatible avec mon rythme de vie, mes déjeuners ou dîners de travail. Je suis beaucoup plus à l'écoute de mes besoins. Si mon corps me réclame un tartare de bœuf, je ne le lui refuse pas, j'évite ainsi de créer de la frustration. J'ai fait de certains interdits un plaisir : je respecte encore aujourd'hui la règle de ne plus manger de sucres après 17 h, quand je regarde ma montre et que je vois qu'il est 16 h 30, j'en profite pour prendre un bout de chocolat que je savoure à 100 % ! »*

AU COURS DE CETTE DIÈTE, ÉCOUTEZ-VOUS, RECENTREZ-VOUS ET RÉGALEZ-VOUS CAR C'EST AUSSI UNE CHANCE QUE VOUS VOUS DONNEZ DE REDÉCOUVRIR DES SAVEURS. Chouchoutez-vous en allant vers des produits de qualité, qui ne riment pas forcément avec cherté. Les marchés sont encore des lieux où l'on peut composer un panier d'un excellent rapport qualité/prix. De toute façon, on mange deux à trois fois trop pour les besoins qui sont les nôtres aujourd'hui. Cette phase est l'occasion de vous en rendre compte et de faire des réajustements, d'aller vers plus de sobriété, de frugalité sans pour autant céder à la morosité. On peut manger simple et se régaler ! Rappelez-vous que les condiments ont des qualités gustatives prodigieuses et osez partir à l'aventure en inventant des plats, en créant ou recréant des associations nouvelles ou oubliées. Jouez sur les couleurs, les textures. Prenez le temps de cuisiner, c'est un bon antistress, un moment de partage avec vos proches et vos amis. Nous sommes dans une culture qui s'autorise à prendre du temps pour déjeuner et dîner, le respect de ce rite et la convivialité qu'il induit sont, paraît-il, les principales raisons qui font de nous le meilleur élève européen dans la lutte contre l'obésité. Bref, amusez-vous et savourez ! Pour vous aider, vous trouverez des recettes astucieuses, réjouissantes et pratiques (chapitre 3) concoctées par Giuliano Sperandio, chef étoilé du restaurant *La Bigarrade* à Paris.

» Chouchoutez-vous en allant vers des produits de qualité, qui ne riment pas forcément avec cherté.

40 jours, et après…

SI VOUS FAITES CETTE MISE EN PLACE DIÉTÉTIQUE ET SPORTIVE DEUX FOIS L'AN, VOUS VERREZ QUE VOTRE SANTÉ GÉNÉRALE S'EN TROUVERA AMÉLIORÉE, VOUS SOUFFRIREZ MOINS DES PETITS MAUX DE L'HIVER, DU STRESS QUOTIDIEN. Il est possible qu'au cours des 6 semaines de diète, on vous ait trouvé fatigué, amaigri, surtout au moment de la troisième semaine. Difficile, effectivement, d'avoir l'air en forme quand on perd du poids, ce qui arrive avec cette mise en place alimentaire. Les gens ont souvent tendance à ne pas accepter de voir les autres entreprendre quelque chose qu'ils ne comprennent pas ou qu'ils n'osent pas faire eux-mêmes. Pas d'inquiétude, d'autant que vous avez dû vous sentir beaucoup plus en forme après la troisième semaine. Faites-vous confiance et sachez que vous tirerez tous les bénéfices de cette diète dans les 2 à 3 mois suivants (tout dépend de votre niveau d'intoxication au départ). Meilleur teint, meilleur tonus, meilleur moral, vous allez alors vous sentir bien, comme jamais peut-être. Prêt à manger le monde !

EN NETTOYANT VOTRE ORGANISME EN PROFONDEUR, VOUS ACCÉDEREZ À UN PUISSANT SENTIMENT DE PURETÉ, DE BIEN-ÊTRE. Vous aurez de l'énergie, une force mentale et une clairvoyance nouvelles. Il y aura un avant et un après. Si vous êtes âgé de 20 à 50 ans, sans souci physique particulier, l'effet sera d'autant plus manifeste. Si vous êtes plus âgé, si des pathologies graves ont émaillé votre parcours, ou si vous sortez tout juste d'une situation psychologiquement difficile, votre énergie vitale sera amoindrie, les effets du processus de régénération déclenché par la méthode mettront plus de temps à se manifester pleinement. Mais vous aurez en tout cas appris à comprendre ce qui se passe en vous, vos besoins, à apprivoiser votre terrain. Si vous vous autorisez à réitérer cette expérience au prochain changement de saison, ce sera encore plus simple. Année après année, les effets s'additionneront. Chaque fois, ce sera encore mieux.

» Meilleur teint, meilleur tonus, meilleur moral, vous allez vous sentir bien, comme jamais peut-être. Prêt à manger le monde !

ENTRE CHAQUE PÉRIODE DE DIÈTE, GARDEZ QUELQUES PRINCIPES EN TÊTE :

- introduisez toujours un légume dans vos assiettes dans l'entrée et dans le plat de résistance ;
- gardez le rituel de l'infusion de thym au coucher ;
- **réservez-vous toujours une phase de 5 jours consécutifs chaque mois sans boire une goutte d'alcool ;**
- **lorsque vous faites un gueuleton, rééquilibrez le lendemain en suivant la mise en place conseillée pour les dimanches suivant les soirs d'écart.** Laissez toujours un intervalle de 3 jours entre deux gros écarts ;

UNE SEULE RÈGLE D'OR À NE JAMAIS OUBLIER : CHOUCHOUTEZ VOS INTESTINS !

JE CHARGE MES INTESTINS	JE CHOUCHOUTE MES INTESTINS
En mangeant trop de pain blanc, du riz blanc, etc.	En mangeant plutôt du pain complet, au levain naturel, et des pâtes, du riz complets
En délaissant les fruits et les légumes	En consommant des fruits hors des repas de préférence, et des légumes à tous les repas
En buvant très peu ou plus de 2 litres par jour et beaucoup durant les repas	En buvant 1 à 2 litres par jour selon le climat et mon activité et en dehors des repas
En me régalant tous les jours de viandes rouges, de charcuteries, de fromage	En favorisant le poisson et les volailles
En buvant tous les jours du lait, du café, du chocolat	En buvant plutôt de l'eau et en remplaçant le café ou le chocolat du matin par du thé vert
En étant accro aux bonbons, barres chocolatées, confiseries et autres sucres raffinés et blancs	En préférant le miel, les sucres complets, le sirop d'agave
En étant stressé, en vivant à cent à l'heure, en étant déprimé, anxieux	En prenant du temps pour moi, en me respectant, en me faisant plaisir, en acceptant de ne pas pouvoir tout faire, ni tout réussir en permanence
En suivant scrupuleusement le précepte de Churchill : « No sport ! »	En maintenant un minimum d'activité physique
J'ai l'habitude de sortir de table le ventre bien rempli, voire ballonné	Je sors de table avec une légère impression de faim, en ayant rempli mon estomac à 75 % plutôt qu'à 110 %, surtout le soir
Je suis adepte du grignotage	J'évite de manger entre les repas

- gardez toujours à l'esprit que votre corps récupère la nuit. Il vaut donc mieux se lâcher le midi que le soir. D'ailleurs, c'est plus facile de faire un sacrifice au dîner quand on a pris un gros déjeuner. À l'inverse, en vous privant le midi, vous risquez d'arriver affamé le soir, et donc de vous venger sur le réfrigérateur ;
- poursuivez l'entraînement sportif avec deux séances par semaine, l'une consacrée au cardio et l'autre mixte (cardio + musculation). C'est un minimum non négociable pour rester en bonne santé. Les jours de sport, faites une monodiète au dîner avec un légume ou une crudité et prenez au coucher deux gélules d'huile de Haarlem.

> » Comme vous aurez fait des efforts sur un temps assez long, vous culpabiliserez moins de faire un écart le samedi soir, et, de surcroît, vous aurez le dimanche pour récupérer de vos efforts.

Maintenant que vous êtes suffisamment entraîné, consacrez 1 h au cardio, en endurance fondamentale, histoire de solliciter tout l'appareil moteur et d'oxygéner le corps.

Pour la séance mixte (1 h 45), composez votre programme en réservant 45 min au cardio (séance spécifique de qualité, voir chapitre 2 ou **fitnext.com**). Pour l'heure de culture physique, alternez les exercices décrits dans la méthode.

Calez cette séance de préférence le samedi. Pourquoi ? Comme vous aurez fait des efforts sur un temps assez long, vous apprécierez d'autant plus de faire un écart le samedi soir, sans que votre poids en pâtisse. Vous culpabiliserez moins, et, de surcroît, vous aurez le dimanche pour récupérer de vos efforts. Ce jour-là, si vous respectez la mise en place prévue, vous redémarrerez la semaine en pleine forme.

Qui est trop sage n'est pas sage…

Ne jamais faire d'écart revient à fragiliser son organisme. Un écart est une déclaration de guerre, or si vous n'envoyez jamais « vos armées intérieures » au combat, vous ne les préservez pas, vous les affaiblissez. En cas d'agression, elles seront débordées, inefficaces. Comme dans toute armée, ce sont les unités combattantes qui sont les meilleures. Ménagez-vous donc des petits conflits ponctuels pour entraîner les vôtres !

MANGER SELON SON GROUPE SANGUIN

C'est une méthode mise au point par un médecin naturopathe américain, Peter J. D'Adamo[1]. Elle est controversée, mais, dans la pratique, je me suis aperçu qu'elle n'était pas sans effet sur mes coachés. Voici quelques conseils tirés de mon expérience. Il ne s'agit pas, là encore, de vous interdire des aliments, mais d'en privilégier certains plutôt que d'autres.

- **Si vous êtes du groupe O :** il est recommandé d'avoir un apport régulier de viandes et de poissons. Privilégiez les noix, les graines de courge et, parmi les fruits et légumes, les figues, les pruneaux, les artichauts, les poireaux et aussi l'ail.
  En revanche, réduisez votre consommation de gluten de blé et de maïs, de produits laitiers de vache (les laits et fromages de chèvre et de brebis sont bien tolérés), de légumineuses telles que les lentilles et les haricots blancs ou rouges, les légumes de la famille des choux.

- **Si vous êtes du groupe A :** pour éviter de grossir et pour vous maintenir en bonne santé, vous devez privilégier les légumes et particulièrement les brocolis, les carottes, les fruits dont les abricots, les cerises, les prunes, les légumineuses telles que les lentilles vertes. Et réduire votre consommation de viande rouge, laitage de vache (de chèvre et de brebis sont bien tolérés), haricots blancs, rouges, beurre, les produits à base de blé.

- **Si vous êtes du groupe B :** vous trouverez votre équilibre en favorisant certains poissons (maquereau, sardine, daurade), le riz complet, les légumes comme les aubergines, les poivrons, la betterave, les fruits tels que les bananes, les prunes, les raisins. Vous réduirez votre consommation de volaille, lentilles, cacahuètes, sésame, les produits à base de maïs, de sarrasin et de blé.

- **Si vous êtes du groupe AB :** les aliments qui vous sont particulièrement profitables sont les lentilles vertes, le tofu, le riz, le céleri, le chou-fleur, le concombre, les cerises, les kiwis et le raisin. En revanche, veillez à ne pas trop manger de bœuf, de porc, de pois chiches, d'artichaut, d'avocat, de maïs et de sarrasin.

[1] Peter J. D'Adamo et Catherine Whitney, *4 groupes sanguins, 4 régimes,* Paris, Michel Lafon, 2006.

Recentrez-vous et, surtout, lâchez prise…

AVEC CETTE MÉTHODE, VOUS REPRENEZ LE CONTRÔLE DE VOTRE VIE. Pour y parvenir, il a fallu que vous vous dégagiez un peu de temps, que vous preniez du recul par rapport à vos habitudes. Continuez ! Octroyez-vous des parenthèses, rien que pour vous. Prenez le temps de l'introspection, de ce voyage intérieur qui va vous amener à réfléchir sur vous, votre parcours, sur ce que vous voulez, ce que vous ne voulez plus. Avoir un corps sain, régénéré, c'est bien, mais sans fraternité avec votre esprit, aucune plénitude, aucun épanouissement durable n'est possible.
Prendre ce temps est une des choses les plus compliquées qui soit dans le monde où l'on vit. Mais c'est à ce prix-là que vous allez vivre mieux, plus longtemps, en bonne intelligence avec les autres, et surtout en arrêtant de subir la somme de contraintes qui pèsent sur vos épaules. Je vous le dis, alors même que, moi, j'oublie de le faire parfois, me laissant submerger par le quotidien, les projets, le travail avec mes coachés… Mais je sais qu'un autre chemin est possible, et j'essaie de ne jamais m'en éloigner bien longtemps. L'emprunter est votre décision. C'est une question d'orientation de l'esprit.

» Être aimé, s'aimer, arriver à vivre avec les autres parce qu'on ne se déteste plus, enfin. C'est souvent ce qui se cache derrière une demande de coaching.

VOUS VENEZ DE REPRENDRE POSSESSION DE VOTRE CORPS, DE VOTRE CHIMIE, D'UN SEUL COUP VOUS CONSTATEZ QUE VOUS ÊTES PLUS CLAIRVOYANT, MAIS CELA NE RÉSOUT PAS VOS PROBLÈMES STRUCTURELS ET ÉMOTIONNELS. Ceux-ci prennent plus ou moins de place, mais ils existent. Je coache des gens qui, lorsqu'on se rencontre la première fois, n'ont qu'une idée en tête : perdre du poids en pensant qu'être mince va régler toutes leurs difficultés. Être aimé, s'aimer, arriver à vivre avec les autres parce qu'on ne se déteste plus, enfin. C'est souvent ce qui se cache derrière une demande de coaching.

Ces 40 jours vous permettent seulement de prendre conscience de ce qui se joue profondément en vous, ce qui est déjà un sacré chemin. Maintenant que vous avez identifié vos freins, ce qui vous fait véritablement souffrir, maintenant que vous vous êtes réconcilié avec votre corps, il est temps de vous réconcilier avec votre « moi », avec ce que vous êtes intimement. Ne vous y trompez pas : c'est le travail d'une vie.

PHYSIQUEMENT VOUS ÊTES ARMÉ, PSYCHOLOGIQUEMENT VOUS N'ÊTES PAS SANS RESSOURCES. L'éventail des options est large : le recours à une psychothérapie par exemple. Cela vous fait peur ? Vous sentez que ce n'est pas fait pour vous ? Pas de problème, vous pouvez travailler autrement. L'idée, c'est de lâcher prise, de faire le vide. Cela s'apprend. Il existe des moyens très simples et parfaitement accessibles. En voici quelques exemples forts.

› Initiez-vous au lâcher prise

DÉMARRONS ENSEMBLE UNE PREMIÈRE SÉANCE. Cela ne prendra pas plus de quinze minutes.

1 • RELÂCHEZ-VOUS

Vous êtes superstressé, vous ne supportez pas que l'on vous touche ?
Je vais vous faire prendre conscience des bienfaits du relâchement.
Allongez-vous. Rapprochez vos jambes l'une de l'autre. Genou contre genou. Bras le long du corps, les mains à plat contre le haut de vos cuisses. Prenez une grande inspiration par la bouche, bloquez 30 s, durant lesquelles vous contractez l'ensemble du corps, en écrasant vos mains sur vos cuisses comme si vous vouliez qu'elles fusionnent. Sentez que chaque centimètre carré de votre corps est sous tension. Essayez de maintenir la position au moins 30 s. Puis relâchez tout, laissez aller votre expiration les yeux fermés, en visualisant que vous vous enfoncez dans le sol. Puis, toujours allongé dans la même position, inspirez et expirez tranquillement de 3 à 4 min. À chaque expiration, ayez toujours cette sensation de vous enfoncer toujours plus profondément dans le sol. Ça y est, vous savez ce qu'est le relâchement.

2 • RESPIREZ…

Maîtriser son souffle, faire le vide, c'est pénétrer dans l'antichambre de la méditation. Restez en position allongée. La main gauche à plat sur le nombril. Inspirez sur 3 s, puis expirez durant 7 s. Vous devrez avoir expulsé tout l'air contenu dans vos poumons. Renouveler l'exercice dix fois. Reprenez une respiration normale pendant 1 min. Toujours en visualisant que vous vous enfoncez dans le sol à chaque expiration. Sans jamais forcer le souffle.

Attention…

Si, en pratiquant ces exercices, vous ressentez des fourmillements aux extrémités, des nausées, des vertiges, arrêtez-vous immédiatement.
Ne jamais forcer l'inspiration au maximum.
Pratiquez dans un endroit calme, tempéré.
Ces exercices doivent se faire dans la fluidité la plus totale.
Un seul but : trouver la paix.

› Faites l'expérience de la méditation

Si les exercices de respiration (il en existe d'autres : la respiration alternée, empruntée au hatha yoga, la respiration de l'immortalité liée aux arts de santé taoïstes, etc.) vous ont apporté du bien-être, un moment d'apaisement, vous pouvez aller plus loin en vous essayant à la méditation, qui n'est rien d'autre que la capacité à se concentrer sur son souffle, et à faire le vide. Je vous recommande, pour démarrer, un excellent guide pédagogique, pratique et clair : *L'Art de la méditation* par Matthieu Ricard[1].

La méditation pleine conscience

Méditer signifie « devenir un témoin », il s'agit simplement d'observer et d'accueillir au moment présent, ici et maintenant, les pensées, les émotions et les sensations physiques qui sont en nous. « C'est un processus pour ne plus s'identifier avec la personnalité extérieure, nous conduisant à plus d'acceptation de nous-mêmes, sans jugement. C'est une prise de conscience de ce que nous sommes réellement. Un moyen de s'éveiller à la nature de son mental plutôt que de batailler contre lui », explique le psychologue Stéphane Roy[2]. La plupart du temps, nous sommes emportés ou dominés par nos pensées, nos sentiments. Nous avons tendance à croire que nous sommes ces pensées et ces émotions, et nous en sommes esclaves.

[1] Matthieu Ricard, *L'Art de la méditation,* Paris, Nil Éditions, 2008.

[2] Lire l'article « Méditation pleine conscience » posté sur le site www.e-santé.fr le 20 juillet 2009.

La méditation pleine conscience nous donne accès à une pure expérience du corps ou du mental, à l'état d'Être, nous qui sommes habituellement dans le faire.

› Les options tai-chi et qi gong

Le tai-chi-chuan est aussi une forme de méditation, mais qui se pratique en mouvement. Il s'agit d'enchaîner, dans un ordre précis, une série de gestes, amples et très lents. Cela nécessite d'être dans un état mental particulier, auquel on accède par la respiration. Le but est d'accorder le flux de notre énergie intérieure avec le flux d'énergie universelle.
Dans le même esprit, vous pouvez essayer également le qi gong. Ce terme signifie « entraînement, maîtrise de l'énergie ». C'est un ensemble de postures effectuées en mouvement qui se pratique en synchronisant parfaitement la gestuelle et la respiration. Le but n'est pas de se muscler. Souffle, mouvement, concentration s'harmonisent ici pour stimuler la circulation de l'énergie vitale. En Chine, c'est une pratique quotidienne qui fait partie de l'hygiène de vie, cette régularité permet de sentir son énergie vitale et d'en corriger les déséquilibres dès qu'ils apparaissent. Le qi gong est à la culture chinoise ce que le yoga est à la culture indienne.

› Le parfait complément de ma méthode : le yoga

LE BUT DE MA MÉTHODE EST D'ABOUTIR À LA FRATERNITÉ DU CORPS ET DE L'ESPRIT. Le yoga (qui signifie « union », une union entre l'âme et l'absolu) apporte souplesse, équilibre, force, endurance, concentration. En faire régulièrement vous aidera à prévenir les blessures, évacuer le stress et libérer les tensions musculaires. En complément de votre activité physique, il vous permettra aussi d'améliorer vos capacités de récupération et optimisera vos résultats (voir yoga ashtanga sur **fitnext.com**).

» Faire régulièrement du yoga vous aidera à prévenir les blessures, évacuer le stress et libérer les tensions musculaires.

OUTRE LE BIEN-ÊTRE QU'ILS PROCURENT, CES TYPES DE PRATIQUES VOUS DONNENT LES MOYENS DE VOUS PRÉMUNIR D'UN DES FLÉAUX DE LA VIE MODERNE, HAUTEMENT TOXIQUE POUR LA SANTÉ : LE STRESS. Mais ce sont aussi des portes ouvertes sur la possibilité de vous interroger sur le sens des choses, de ce que vous faites, de ce que vous êtes. Encore une fois, qu'est-ce que le but d'une existence si ce n'est d'agir, être, vivre, aimer en pleine conscience, pour ne pas subir ?

Les recettes

Par Giuliano Sperandio,
chef en second de *La Bigarrade*
(Paris XVIIe, 2 étoiles Michelin)

Introduction à la cuisine fitnext

MON TRAVAIL EST DE FAIRE OUBLIER AUX GENS LEUR QUOTIDIEN, DE LES INVITER À UN VOYAGE EN LES MENANT PAR LES PAPILLES. Mon savoir est simple : une bonne connaissance des ingrédients et l'intuition que certaines associations ont le pouvoir de nous faire découvrir des plaisirs inattendus, subtils, réconfortants. Quand Erwann Menthéour m'a demandé de réfléchir à des recettes pour vous accompagner, cette envie a guidé ma réflexion, d'autant plus qu'il s'agit d'une diète. Un mot qu'on associe à pénible, ennuyeux ou austère. À la place, j'ai voulu entendre jouissance, astuce, simplicité. Certains produits sont sous-utilisés parce que les gens ne savent pas les cuisiner, alors qu'ils ont des vertus gustatives et nutritionnelles incontestables. J'en ai tenu compte. J'ai également voulu être très pratique en vous donnant des conseils de base pour adapter vos plats en fonction des saisons, des envies du moment, pour tirer le meilleur d'un produit en ajustant son assaisonnement, sa cuisson, tout cela en restant dans l'esprit des règles naturopathiques de la méthode fitnext.

» Quand Erwann Menthéour m'a demandé de réfléchir à des recettes […], cette envie a guidé ma réflexion, d'autant plus qu'il s'agit d'une diète. Un mot qu'on associe à pénible, ennuyeux ou austère. À la place, j'ai voulu entendre jouissance, astuce, simplicité.

UNE TÂCHE TRÈS FACILE : J'AI MOI-MÊME SUIVI LE PROGRAMME EN 2009. Je vis pour la cuisine depuis l'âge de 14 ans, c'est mon moyen d'expression privilégié. Mais ce fut aussi un lieu où je me suis longtemps réfugié, caché. Je suis un ancien gros, ayant pesé jusqu'à 100 kg quand j'étais adolescent. Avant de rencontrer Erwann, j'ai joué au Yo-Yo avec mon corps en tentant plusieurs fois des régimes, pensant que dans ma graisse s'accumulaient tous mes problèmes. La méthode d'Erwann m'a confronté à

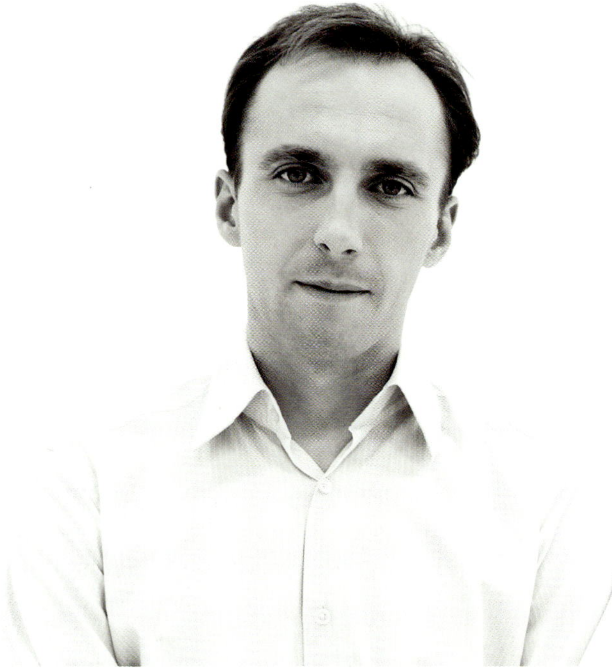

moi-même, m'obligeant à accepter certaines choses et à me débarrasser d'autres. Elle m'a réconcilié avec ce que je suis et m'a permis de me faire confiance. J'ai démarré la méthode avec un poids de 77 kg (pour 1,80 m), des ongles rongés par des années de cohabitation avec mes angoisses, l'habitude de fumer un paquet de cigarettes et de boire douze cafés par jour. Pas très sportif, j'ai d'abord paniqué devant le travail physique qu'il me demandait de faire avant de découvrir le plaisir et la satisfaction que l'on a en réussissant des choses que l'on croyait impossibles et surtout en découvrant peu à peu le résultat, un corps dessiné, musclé juste ce qu'il faut. Et puis, bien sûr, il y a eu la diète de 40 jours. Je l'ai suivie à la lettre. Pas facile quand on est chef et qu'il faut goûter ses plats avant de les servir aux clients ! Mais je me suis adapté, comme les sommeliers, je n'avalais rien de ce que je préparais. Je garde un souvenir particulier de la monodiète que j'ai faite avec du raisin, car nous étions en octobre. Pour moi, elle a duré 5 jours durant lesquels j'ai eu des boutons, de l'herpès, constaté que mes cheveux étaient comme dévitalisés. J'ai eu mal au foie, aux intestins. Je me purifiais de l'intérieur, je me débarrassais de 20 ans d'une nourriture trop grasse, trop riche dans laquelle j'avais trouvé mon remède à mes angoisses, mon anxiolytique.

CELA N'A PAS ÉTÉ UNE CONTRAINTE DE LE FAIRE MAIS UN SOULAGEMENT, UNE LIBÉRATION. Au fur et à mesure des jours qui ont suivi, j'ai senti un véritable impact sur mon palais : c'était comme s'il se remettait à zéro ; il faut dire que j'avais arrêté de fumer depuis le premier jour de monodiète. Je goûtais mieux mes plats, le vin. Les saveurs étaient plus fines. Vous dire que cela a modifié ma façon de cuisiner serait mentir. Je cuisine toujours dans le respect des ingrédients, des terroirs et des gens qui le font vivre, pour qu'au bout du compte les clients en profitent et y prennent leur plaisir. Je fonctionne toujours à l'émotion, mais avec peut-être moins d'envie d'en remontrer à tout le monde, de faire exploser des feux d'artifice de saveurs en forçant les choses. Il y a plus de netteté, de pureté et plus cette insatisfaction permanente qui me poussait à être toujours dans la quête de quelque chose qui n'existait pas. Je me suis réapproprié ma vie en me réappropriant mon corps.

› Vinaigrettes

(À utiliser non seulement pour les salades mais aussi pour les viandes et les poissons)

Pour toutes ces recettes, mélangez ensemble tous les ingrédients. Conservez au réfrigérateur.

VINAIGRETTE À L'OIGNON

1/4 d'oignon paille (taille moyenne) ciselé, 2 1/2 c. à s. d'huile de sésame, 3 c. à s. d'huile de pépins de raisin, 3 1/2 c. à s. de sauce soja, 2 1/2 c. à s. de vinaigre de riz, 2 c. à s. d'eau, poivre noir fraîchement moulu à volonté.

VINAIGRETTE ÉPICÉE AU CITRON

5 c. à s. d'huile de pépins de raisin, 3 1/2 c. à s. de jus de citron, 1 1/2 c. à s. de sauce soja, 1 pincée de sel fin, 1 pincée de poivre noir fraîchement moulu, 1 pincée de poivre de Cayenne, 1/2 gousse d'ail hachée.

VINAIGRETTE OLIVES VERTES, CITRON AU SEL ET ORIGAN

1 1/2 c. à s. de jus de citron vert, 6 olives vertes découpées en petits morceaux, 1 c. à c. de citron confit au sel découpé en petits morceaux, 6 1/2 c. à s. d'huile d'olive vierge extra, 6 c. à s. environ d'origan ou d'aneth haché.

VINAIGRETTE MOUTARDE

4 c. à s. d'huile d'olive vierge extra, 2 c. à s. de vinaigre balsamique, 1 à 2 c. à c. de moutarde de Dijon.

VINAIGRETTE SOJA ET CITRON VERT

5 1/2 c. à s. de jus de citron vert, 1/2 gousse d'ail écrasée, 1 1/2 c. à s. de sauce soja, 2 1/2 c. à s. d'huile d'olive vierge extra.

VINAIGRETTE BALSAMIQUE, CORIANDRE HACHÉE ET HUILE DE SÉSAME

4 c. à s. de vinaigre balsamique, 6 c. à s. d'huile de sésame, 6 c. à s. d'huile d'olive vierge extra, coriandre hachée à volonté.

VINAIGRETTE AUX CÂPRES

3 c. à s. de vinaigre de vin rouge, 6 c. à s. d'huile d'olive vierge extra, 1 c. à s. de câpres hachées, cébette ciselée, basilic ciselé.

VINAIGRETTE AU RAIFORT

4 c. à s. d'huile d'olive vierge extra, 2 c. à s. de vinaigre de pomme, raifort râpé.

› Conseils de cuisson

CUISSON DES ŒUFS

Durs : mettez les œufs dans une casserole remplie d'eau froide et comptez 7 min à partir de l'ébullition. Refroidissez aussitôt.

À la coque : mettez les œufs dans une casserole remplie d'eau froide. Posez sur feu assez vif. Quand l'eau est en pleine ébullition, la cuisson des œufs est à point.

Mollets : plongez les œufs dans une casserole d'eau bouillante. Faites reprendre l'ébullition et comptez 4 min. Laissez refroidir de 7 à 8 min dans l'eau froide.

CUISSON DU RIZ BASMATI

Un volume d'eau pour un volume de riz basmati. Mettez le tout dans une casserole. Portez à ébullition, ajoutez une feuille de laurier, un brin de thym ou de romarin, couvrez et laissez cuire 11 min à feu doux. Hors du feu, laissez reposer 5 min (toujours couvert pour garder la vapeur et terminer de cuire le riz), ajoutez un trait d'huile d'olive vierge extra. Dégustez aussitôt ou gardez au réfrigérateur quelques jours.

CUISSON DE L'ORGE PERLÉ

Rincez les grains. Faites bouillir de l'eau salée. Ajoutez l'orge en pluie et faites cuire à l'eau frémissante environ 30 min.

CUISSON DES LENTILLES

Faites bouillir de l'eau salée. Ajoutez les lentilles en pluie et faites cuire à l'eau frémissante de 20 à 25 min.

CUISSON DES VIANDES

Pour une question de temps et de facilité, on se servira toujours de la cuisson au gril en fonte ou à la poêle. Assaisonnez la viande avec du sel gris de Guérande, du poivre noir fraîchement moulu, de l'huile d'olive vierge extra. Pour une cuisson saignante, saisissez la viande dans une poêle ou un gril en fonte très chaud, légèrement huilé, 3 min environ de chaque côté, plus 3 min de repos sur le feu éteint. Pour une cuisson à point, démarrez à feu moyen et laissez monter la chaleur doucement vers le cœur de la pièce choisie, 5 min environ de chaque côté, plus 3 min de repos sur le feu éteint. Le temps de cuisson est indicatif pour des portions de 160-170 g. Attention : ne retournez jamais la viande avant que le côté posé en premier sur la poêle ou le gril ne soit parfaitement rissolé.

__Viandes conseillées__ : steak haché, bavette d'aloyau, aiguillette baronne, araignée, faux-filet, basses côtes, hampe (2 min de chaque côté dans une poêle chaude), côtelette d'agneau, noix de veau.

Cuisson des blancs de poulet
Assaisonnez le blanc de poulet avec du sel gris de Guérande, du poivre noir fraîchement moulu et de l'huile d'olive vierge extra. Faites-le cuire dans une poêle préchauffée et légèrement huilée. Démarrez la cuisson sur le côté peau (même si la peau a été enlevée).
Calculez environ 5 min avant de le retourner et ajoutez du thym ou du romarin et de l'ail écrasé. Poursuivez la cuisson pendant 3 min encore. Il faut éviter de trop cuire les volailles si l'on ne veut pas que la viande se dessèche. Ne retournez jamais le blanc de poulet avant que le côté posé en premier sur la poêle ou le gril ne soit parfaitement rissolé.

CUISSON DES POISSONS ET DES CRUSTACÉS

La cuisson du poisson peut se faire à la poêle, au gril en fonte, à la vapeur, au sel ou en marinade.

Poêle et gril en fonte (filet, pavé)
Posez le filet de poisson côté peau sur une assiette enduite d'huile d'olive vierge extra. Assaisonnez le dessus avec du sel gris de Guérande et du poivre noir fraîchement moulu. Faites cuire côté peau dans une poêle à feu moyen. Retournez le poisson une fois qu'apparaît le petit « lait ». Ajoutez de l'ail écrasé, du thym ou du romarin. Vérifiez la cuisson avec un cure-dents (si l'on traverse la chair sans résistance, il est cuit).

__Poissons conseillés__ : daurade, bar, cabillaud, maquereau, rouget, lieu, saint-pierre, crevette, coquille-Saint-Jacques, encornet, saumon, thon, anchois, sardine.

> Pour les crevettes, les saint-jacques et les encornets, la cuisson se fait à feu vif et rapidement. Les crevettes peuvent être cuites à moitié ouvertes dans le sens de la longueur ou entières sans les décortiquer.
> Les encornets peuvent être cuits coupés en morceaux dans la poêle ou entiers sur un gril, toujours en prenant soin de bien les nettoyer.
> Les saint-jacques, une fois nettoyées et assaisonnées, doivent être cuites toujours du côté le plus grand (qui est aussi le plus plat), à feu vif.

Cuisson mi-cuit
Assaisonnez le poisson avec du sel gris de Guérande et du poivre noir fraîchement moulu. Colorez chaque côté à feu vif en prenant soin de laisser le cœur cru.

***Poissons conseillés** : saumon, thon.*

Papillote
Déposez le poisson sur du papier d'aluminium ou sulfurisé. Assaisonnez avec du sel gris de Guérande et du poivre noir fraîchement moulu, de l'huile d'olive vierge extra, de l'ail écrasé, du jus (un demi) et zeste (un seul) de citron, du thym ou du romarin. Fermez hermétiquement afin que la vapeur puisse se former. Faites cuire au four préchauffé à 180-190 °C de 6 à 8 min (pour une portion de 140-160 g).

***Poissons conseillés** : daurade, bar, cabillaud, rouget, lieu, saint-pierre, crevette, saumon, merlan, colin.*

Vapeur
Déposez le poisson dans un panier à vapeur. Laissez cuire environ 5 min. Vérifiez la cuisson avec un cure-dents (si l'on transperce la chair sans résistance, le poisson est cuit).

***Poissons conseillés** : daurade, bar, cabillaud, lieu, saint-pierre, saumon, merlan, colin.*

Au sel
On utilisera ce mode de cuisson pour les pièces entières. Videz le poisson sans enlever les écailles. Aromatisez le ventre avec de l'ail, du romarin, du thym et 1 zeste de citron. Mélangez 500 g de gros sel avec 500 g de sel fin et 1 blanc d'œuf. Faites un lit avec le mélange, déposez le poisson puis recouvrez du même mélange. Faites cuire au four préchauffé à 200 °C (de 18 à 20 min par kg). Sortez du four, faites reposer 3 min.

***Poissons conseillés** : daurade, bar.*

Mariné
Découpez le poisson en fines tranches et assaisonnez-les avec de l'huile d'olive vierge extra, du jus de citron, du poivre fraîchement moulu, du sel, des herbes

fraîches au choix. Laissez mariner plus ou moins longtemps selon la cuisson désirée : quelques secondes pour garder le poisson cru, quelques minutes pour le cuire (jusqu'à ce que sa couleur change).

Poissons conseillés : *anchois, sardine, daurade, bar, thon, saumon.*

CUISSON DES LÉGUMES

Différentes cuissons sont envisageables selon vos envies : légumes à la vapeur, pochés, grillés, étuvés, au four, sautés. Essayez toujours de cuire les légumes *al dente* pour garder les vitamines.

Vapeur

Déposez les légumes bien nettoyés dans le panier à vapeur. Goûtez avant d'arrêter la cuisson. Pensez à assaisonner les légumes une fois cuits avec des herbes fraîches de votre choix, une bonne huile et de la fleur de sel.

Légumes conseillés : *épinard, chou-fleur, brocoli, fenouil, poireau, asperge, artichaut, carotte, pomme de terre, navet, pois gourmand, courgette, potiron, potimarron, butternut, blette, topinambour, haricot vert, feuilles de betterave.*

Pochés

Faites cuire les légumes dans un grand volume d'eau bouillante salée. Dès que la cuisson désirée est atteinte, refroidissez-les pour garder leur fraîcheur et leur couleur.

Légumes conseillés : *chou-fleur, brocoli, poireau, asperge, carotte, pois gourmand, petit pois, haricot vert, pomme de terre.*

> La cuisson des pommes de terre commence systématiquement dans l'eau froide. Elles absorberont moins d'eau si vous leur laissez la peau. Le temps de cuisson varie selon la taille et la variété (de 10 min pour les plus petites à 25-30 min pour les plus grosses). Vérifiez avec un couteau.

Grillés

Découpez les légumes dans le sens de la longueur, en morceaux de 1,5 cm d'épaisseur environ et grillez-les sur feu moyen jusqu'à coloration. Enlevez du feu et disposez dans un plat. Assaisonnez avec des lamelles d'ail, de l'huile d'olive vierge extra, de la fleur de sel, des brindilles de romarin, du thym frais et autres herbes de votre choix.

Légumes conseillés : aubergine, courgette, champignon, endive, sucrine, pak-choï, poivron. Pochez avant de griller : pomme de terre, asperge, fenouil, poireau.

> Pour la sucrine et le pak-choï : grillez-les très rapidement, sans les cuire.

Étuvé à l'eau
Découpez les légumes en petits morceaux. Mettez-les dans une casserole épaisse ou une poêle et couvrez-les aux trois quarts avec de l'eau froide salée et un peu d'huile d'olive vierge extra. Faites cuire à feu vif jusqu'à ébullition. Baissez le feu et couvrez avec du papier sulfurisé. Continuez la cuisson à feu doux jusqu'à ce que l'eau soit évaporée. Ajoutez de l'ail écrasé, du thym, du romarin, du laurier ou de l'estragon au choix. Pour les colorer, rajoutez un trait d'huile d'olive vierge extra, continuez la cuisson et retirez quand ils commencent à caraméliser.

Légumes conseillés : fenouil, artichaut (découpé en quartiers), carotte, navet, topinambour, endives (coupées en deux).

Au four

Aubergines : coupez les aubergines en deux dans le sens de la longueur et faites des incisions en diagonale avec un couteau pour permettre à la chaleur de rentrer. Salez-les puis déposez-les côté plat sur une plaque de cuisson antiadhésive huilée. Aromatisez avec une brindille de thym ou de romarin et une gousse d'ail pour chaque aubergine. Faites cuire au four à 160 °C environ 45 min, jusqu'à ce que la chair soit fondante et se détache facilement de la peau. Dégustez-les aussitôt ou, mieux encore, le lendemain (la peau sera plus fondante et goûteuse).

Butternut/potiron/potimarron : utilisez de préférence des pièces de taille moyenne. Découpez en deux dans le sens de la longueur, enlevez les pépins. Disposez le butternut/potiron/potimarron sur une plaque de cuisson huilée avec la chair au contact de la plaque. Faites cuire au four à 160 °C. Vérifiez la cuisson avec la pointe d'un couteau à partir de 30 min pour les plus petites. La peau peut se manger, à condition d'avoir été soigneusement lavée.

Endives : coupez les endives en deux dans le sens de la longueur, salez-les et déposez-les côté plat sur une plaque de cuisson antiadhésive huilée. Aromatisez avec quelques brindilles de thym ou de romarin et une gousse d'ail. Faites cuire au four à 160 °C de 15 à 20 min.

Poivrons : disposez les poivrons sur une plaque au four à 220 °C jusqu'à coloration. Puis sortez-les du four et laissez-les refroidir quelques instants dans un sac en plastique fermé. Enlevez la peau et les pépins. Découpez en bandes et gardez au frais dans de l'huile d'olive vierge extra dans laquelle vous aurez écrasé un peu d'ail. Utilisez ces poivrons comme condiment dans vos salades, viandes, poissons...

Sautés

Épinards : dans une poêle très chaude, faites sauter les épinards très rapidement avec de l'huile d'olive vierge extra et une gousse d'ail écrasé. Salez. Ne pas trop remplir la poêle pour éviter de faire sortir l'eau. Utilisez aussitôt.
Pour les grandes feuilles d'épinards, coupez les pieds puis lavez les feuilles trois fois à l'eau pour bien enlever la terre. Essorez-les bien avant de les cuire.

Pak-choï, chou chinois, chou pointu vert ou rouge : pour nettoyer les choux, enlevez les feuilles qui sont fatiguées. Effeuillez-les et coupez-les en morceaux adaptés à votre bouche. Trempez-les dans l'eau froide pour les laver et les rafraîchir. Si c'est un pak-choï, coupez-le à moitié dans le sens de la longueur. Dans une poêle très chaude, faites sauter le chou très rapidement avec de l'huile d'olive vierge extra et une gousse d'ail écrasé. Salez. Ne pas trop remplir la poêle pour éviter de perdre trop d'eau. Déglacez avec du vinaigre de riz ou de pomme. Assaisonnez avec de la coriandre fraîche et servez aussitôt.

Courgettes : découpez-les en fines lamelles et faites-les colorer à feu vif dans une poêle avec de l'huile d'olive vierge extra et de l'ail écrasé. Terminez la cuisson en ajoutant un trait de jus de citron frais. Assaisonnez avec de la fleur de sel et des herbes fraîches de votre choix.

Artichauts : découpez-les en petits quartiers et faites-les sauter à feu doux avec de l'huile d'olive vierge extra, de l'ail écrasé, du thym ou de la marjolaine. Terminez la cuisson avec un trait de jus de citron frais. Assaisonnez avec de la fleur de sel et du poivre noir.

Brocoli, chou-fleur : blanchissez (voir encadré ci-après) à l'eau bouillante (sortez-les quand l'ébullition reprend). Égouttez et faites sauter à la poêle chaude avec de l'huile d'olive vierge extra et de l'ail écrasé ou coupez en fines lamelles et faites sauter rapidement dans une poêle à feu très vif avec de l'huile d'olive vierge extra. Assaisonnez avec de la fleur de sel, du poivre noir et des herbes fraîches de votre choix.

Truc du chef : blanchir à l'eau
Plongez pendant quelques instants les légumes dans l'eau bouillante, pour les rendre plus digestes, pour les éplucher ou encore pour les ramollir.

Petits pois, fèves : écossez et faites sauter à feu moyen juste pour les réchauffer (moins de 1 min). En fin de cuisson, ajoutez de l'ail haché, de l'estragon, de la sarriette ou du thym, du sel et du poivre noir fraîchement moulu.

Girolles : grattez les pieds avec un couteau. Lavez les champignons en les plongeant très rapidement dans l'eau tiède. Rincez-les, séchez-les dans du papier absorbant. Faites-les sauter à l'huile d'olive vierge extra rapidement à feu vif. Laissez-les égoutter dans une passoire puis faites-les sauter à nouveau dans une poêle très chaude avec un peu d'huile d'olive vierge extra. Terminez la cuisson en ajoutant des échalotes ciselées, du persil, du sel et du poivre.

Cèpes : nettoyez les pieds des cèpes avec un couteau et les chapeaux dans du papier absorbant. Coupez-les en morceaux et colorez-les dans de l'huile d'olive vierge extra rapidement à feu vif. Laissez égoutter dans une passoire. Renouvelez l'opération dans une poêle très chaude avec un peu d'huile d'olive vierge extra. Terminez la cuisson avec du thym et de l'ail écrasé. Ou sinon, coupez les cèpes à moitié dans le sens de la longueur, faites-les cuire dans une poêle à l'huile d'olive vierge extra avec de l'ail et du thym jusqu'à coloration, façon « steak » de cèpes. Assaisonnez avec de la fleur de sel et du poivre fraîchement moulu.

Pleurotes : colorez à feu vif avec de l'ail et du gingembre écrasés. Quand ils commencent à ramollir, ajoutez un trait de jus de citron vert frais et un peu de sauce soja. Terminez avec de la coriandre fraîche.

Toutes les recettes qui suivent sont pour 4 personnes.

› Crème de carottes, cumin et coriandre

Préparation : 5-10 min Cuisson : 15-20 min
Ingrédients : 1 kg de carottes, 1,2 l d'eau, 45 ml d'huile d'olive vierge extra, graines de cumin, coriandre fraîche, fleur de sel.
Réalisation : épluchez les carottes et découpez-les en morceaux. Mettez-les dans une casserole, couvrez avec de l'eau (à hauteur). Salez. Faites-les cuire à feu moyen avec un couvercle. Une fois cuites, mixez-les avec un blender ou un mixeur à immersion, puis assaisonnez avec de l'huile d'olive vierge extra, rectifiez l'assaisonnement et mixez à nouveau. Servez chaud avec quelques graines de cumin et de la coriandre fraîche. Vous pouvez ajouter pendant la cuisson des herbes aromatiques ou des épices.

› Crème de potimarron, graines de courge

Préparation : 4-8 min Cuisson : 15-20 min
Ingrédients : 800 g de potimarron/potiron, 1,2 l d'eau, 45 ml d'huile d'olive vierge extra, graines de courge, fleur de sel.
Réalisation : épluchez le potimarron/potiron et découpez-le en morceaux. Mettez-le dans une casserole, couvrez avec de l'eau (à hauteur). Salez. Faites cuire à feu moyen avec un couvercle. Une fois cuit, mixez avec un blender ou un mixeur à immersion et assaisonnez avec de l'huile d'olive vierge extra, rectifiez le sel si besoin, puis mixez à nouveau. Servez chaud avec des graines de courge.
Mixez avec plus ou moins d'eau de cuisson selon la texture désirée, jusqu'à ce que la préparation soit parfaitement homogène. Vous pouvez ajouter pendant la cuisson des herbes aromatiques ou des épices.

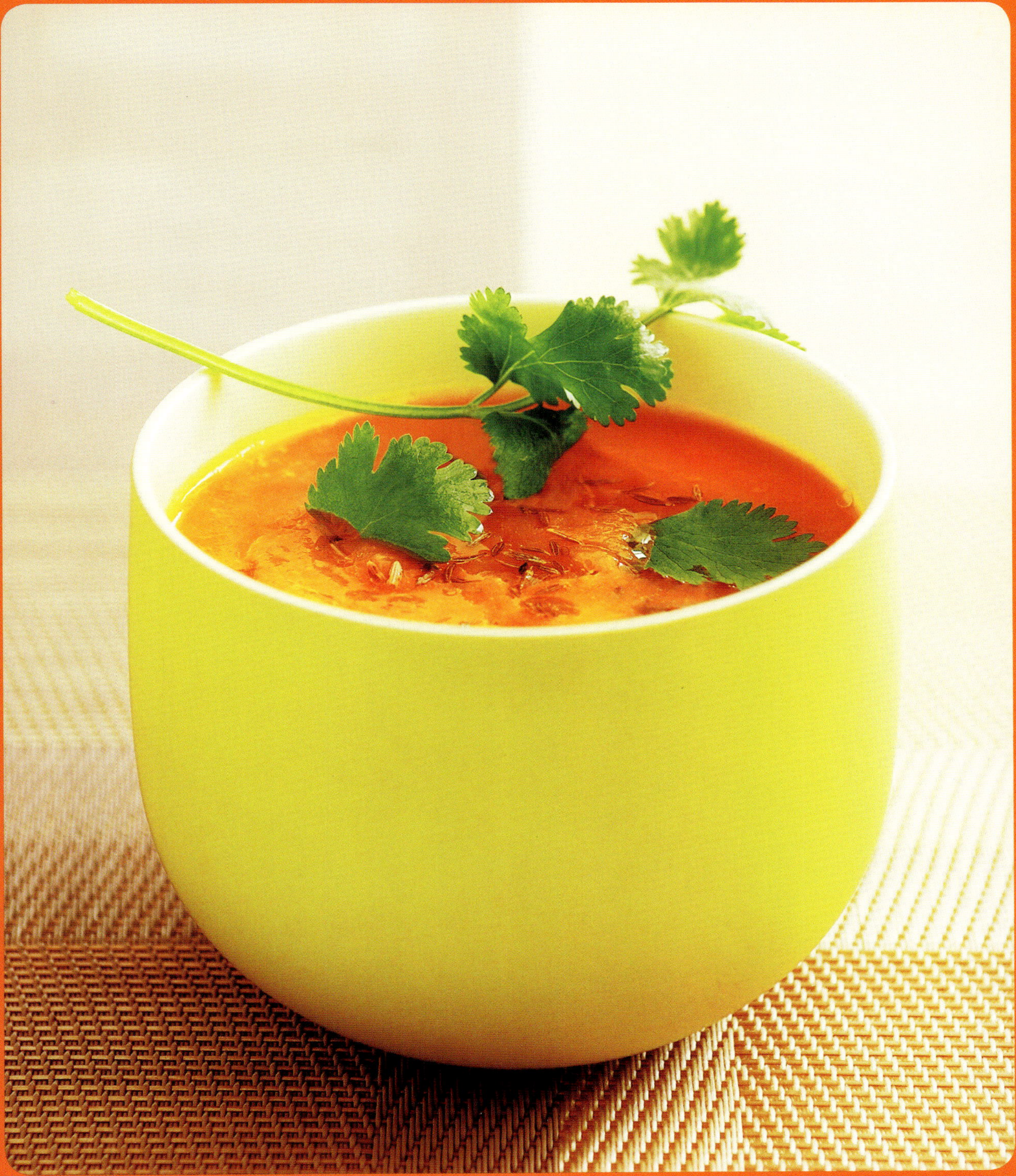

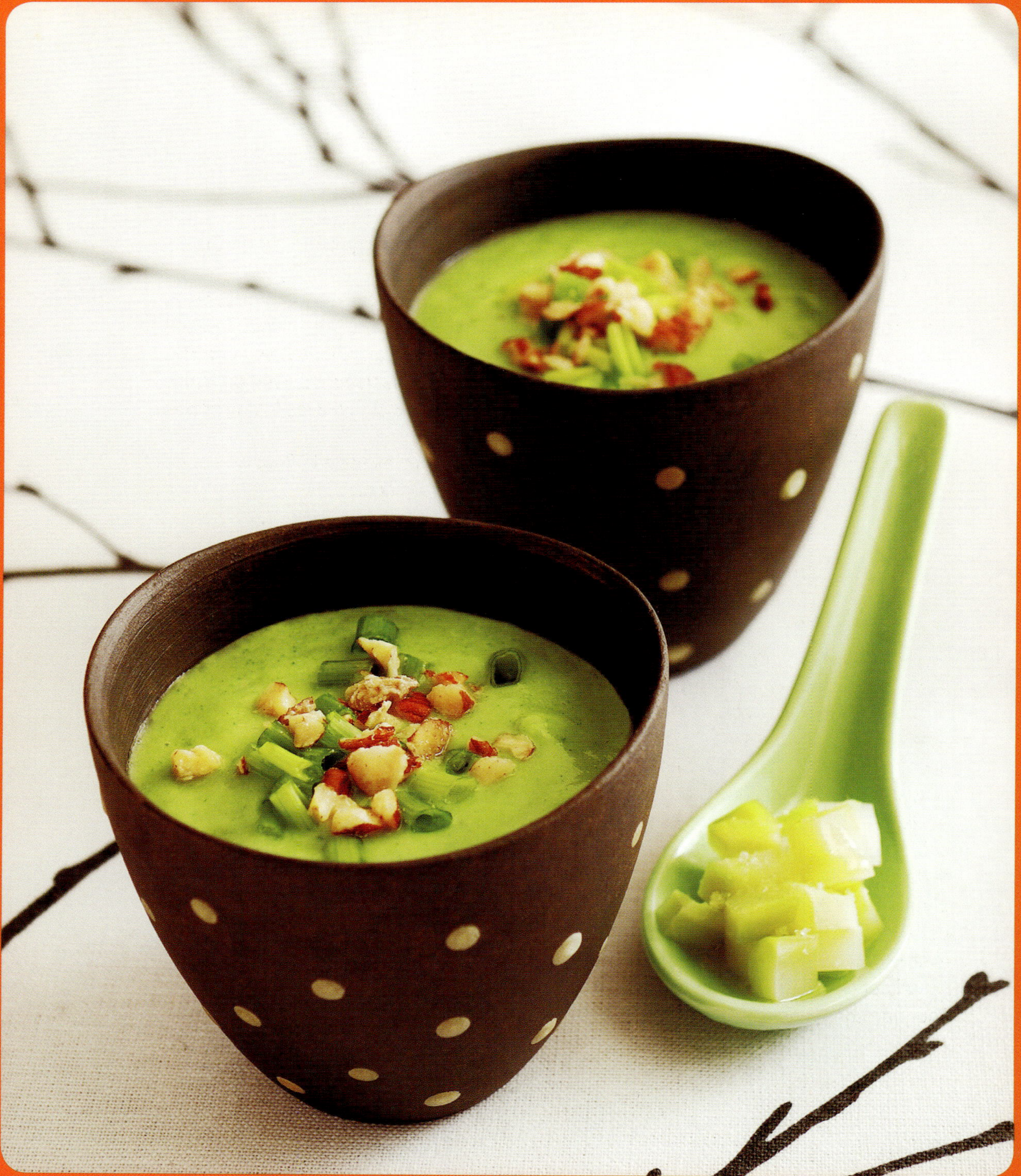

› Crème de brocoli, noisettes et cébette

Préparation : 5-10 min Cuisson : 8-10 min
Ingrédients : 600 g de brocoli, 1,2 l d'eau, 45 ml d'huile d'olive vierge extra, 16 noisettes, cébette, jus de citron, fleur de sel.
Réalisation : découpez le brocoli en sommités, gardez le pied. Laissez tremper dans de l'eau froide pour les nettoyer et les rafraîchir. Faites-les cuire dans une casserole d'eau bouillante salée. La cuisson sera rapide pour garder la fraîcheur des brocolis. Une fois cuits, mixez avec un blender ou un mixeur à immersion et assaisonnez avec de l'huile d'olive vierge extra, rectifiez le sel et mixer à nouveau. Servez chaud avec les noisettes torréfiées et concassées et de la cébette ciselée.
Coupez le cœur du pied de brocoli en morceaux. Assaisonnez avec de la fleur de sel, de l'huile d'olive vierge extra et du jus de citron. Dégustez avec la soupe.

› Soupe d'orge et de légumes

Préparation : 10-15 min Cuisson : 35-40 min
Ingrédients : 60 g d'orge perlé, 1 pomme de terre charlotte (ou 3-4 grenailles), 2 carottes (180 g), 1/4 de poireau, 2 courgettes (360 g), 1 artichaut, 1/2 botte de blettes, 80 cl d'eau, 45 ml d'huile d'olive vierge extra, basilic, sel, poivre noir.
Réalisation : rincez les grains d'orge perlé. Épluchez la pomme de terre, les carottes et découpez-les en morceaux. Découpez le poireau en lamelles et les courgettes en morceaux. Nettoyez l'artichaut et découpez-le en quartiers. Nettoyez les blettes et séparez les feuilles des côtes. Découpez les côtes en morceaux. Conservez les feuilles. Faites cuire les légumes et l'orge dans une casserole couverte avec l'eau à hauteur. Salez. Portez à ébullition à feu moyen. Baissez le feu et laissez frémir, en conservant le couvercle pendant toute la durée de la cuisson (30 min environ). Une fois les légumes et l'orge perlé cuits, ajoutez les feuilles de blette découpées. Éteignez le feu et laissez reposer avec le couvercle pendant 5 min. Servez avec un trait d'huile d'olive vierge extra, du basilic frais et du poivre noir fraîchement moulu.
Pour une consistance plus crémeuse, écrasez une partie des légumes à la fourchette.

› Asperges grillées, moutarde et salade de laitue

Préparation : 10 min Cuisson : 10 min

Ingrédients : 20 grosses asperges vertes, huile d'olive vierge extra, ail, estragon, moutarde de Dijon, 300 g de laitue, cébette, jus de citron, fleur de sel, poivre noir.

Réalisation : nettoyez les asperges en coupant le bout des tiges, épluchez-les puis trempez-les dans de l'eau froide pour les rafraîchir. Nettoyez-les. Blanchissez-les (voir encadré p. 153). Égouttez-les dans du papier absorbant. Faites-les griller sur un gril en fonte préchauffé et huilé avec de l'ail écrasé d'un seul côté. Après coloration, retirez-les. Assaisonnez pour finir avec de l'estragon, de la fleur de sel, du poivre fraîchement moulu et de l'huile d'olive extra-vierge. Servez avec de la moutarde de Dijon.

Préparez une salade avec de la laitue et de la cébette ciselée. Assaisonnez avec de la fleur de sel, de l'huile d'olive vierge extra et du jus de citron.

Si vous désirez manger ce plat au déjeuner, vous pouvez ajouter du fromage de chèvre frais.

› Salade de carottes et chou blanc

Préparation : 10 min

Ingrédients : 900 g de carottes, 300 g de chou blanc, coriandre fraîche, huile d'olive vierge extra, 2 gousses d'ail, jus de citron ou vinaigre de pomme, câpres, fleur de sel.

Réalisation : épluchez les carottes et râpez-les. Rincez le chou blanc pour lui ôter son goût fort puis découpez-le en julienne. Assaisonnez le tout avec de la coriandre fraîche, de l'huile d'olive vierge extra, de l'ail haché, de la fleur de sel, du jus de citron ou du vinaigre de pomme et des câpres.

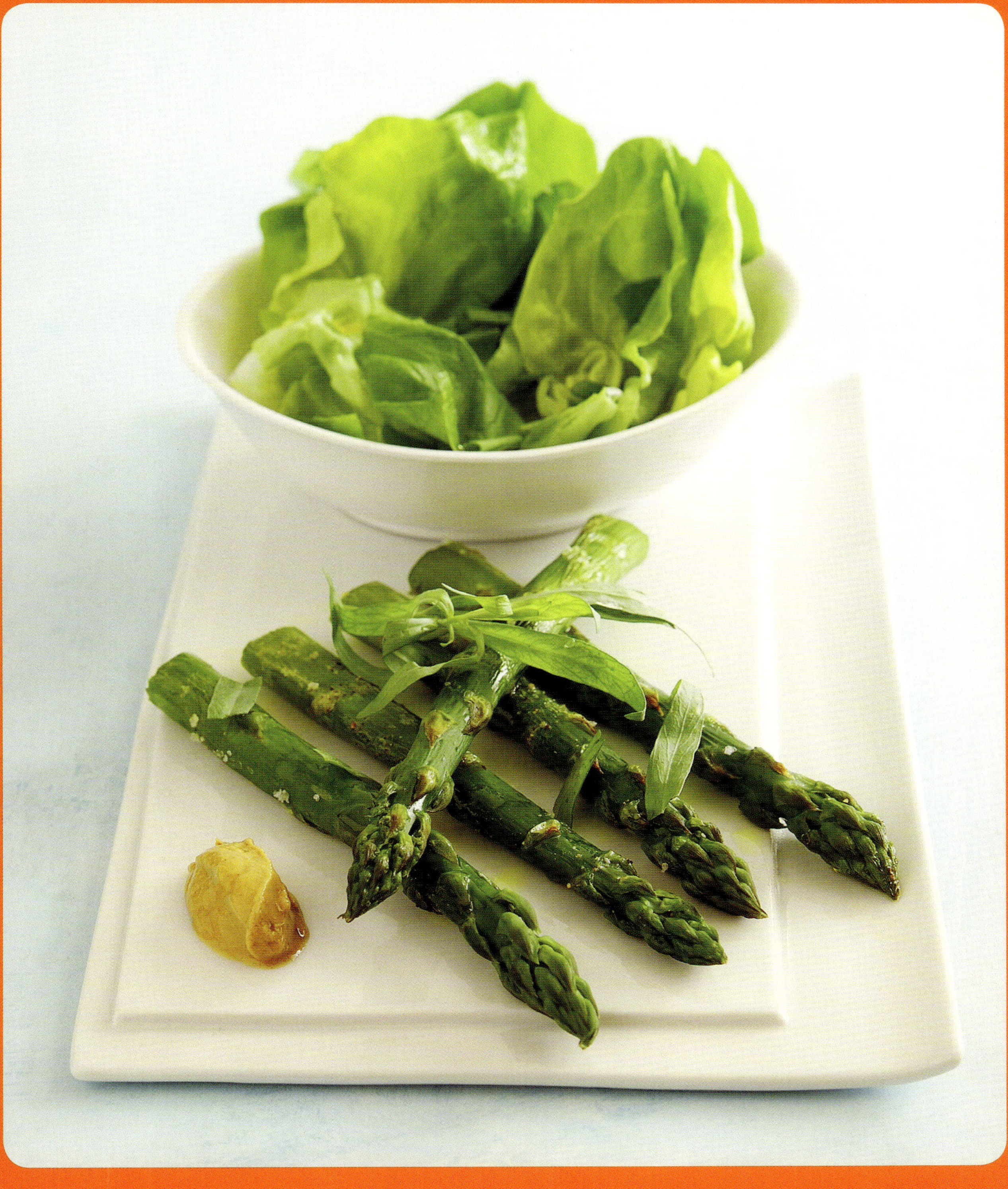

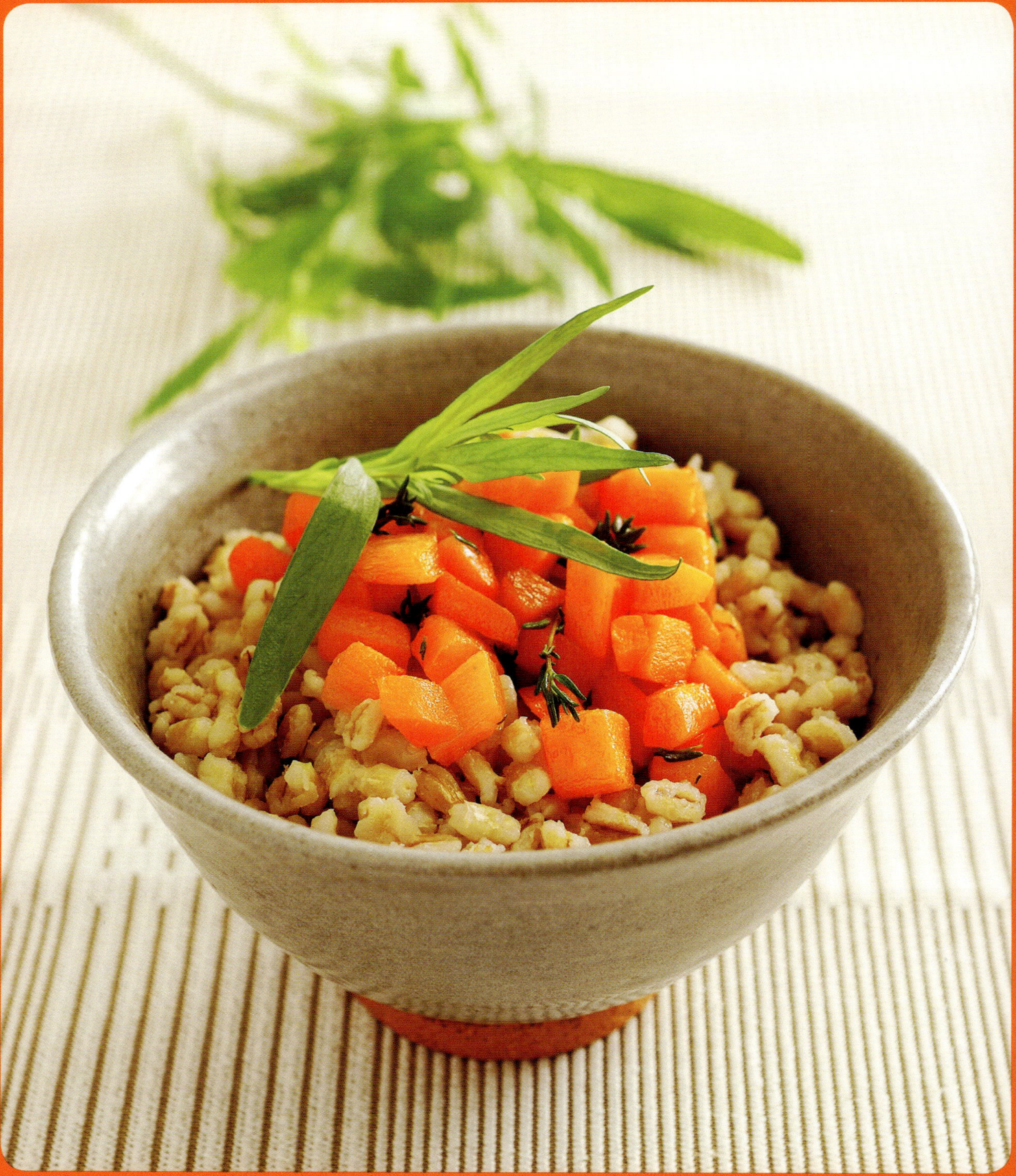

› Salade d'orge, carottes étuvées, raifort et estragon

Préparation : 5-10 min Cuisson : 30 min pour l'orge et 10-15 min pour les carottes
Ingrédients : 240 g d'orge perlé, 720 g de carottes (environ 8 carottes), huile d'olive vierge extra, ail, thym, estragon, vinaigrette au raifort (voir p. 146), fleur de sel.
Réalisation : rincez les grains d'orge. Faites bouillir de l'eau salée. Ajoutez l'orge en pluie et faites cuire à l'eau frémissante environ 30 min. Comme les pâtes, l'orge double de volume après cuisson.
Épluchez et découpez les carottes en petits morceaux. Faites-les cuire dans une casserole épaisse (ou une poêle) et couvrez-les aux trois quart avec de l'eau froide salée et un peu d'huile d'olive vierge extra. Faites cuire à feu vif jusqu'à ébullition. Baissez le feu et couvrez avec du papier sulfurisé. Continuez la cuisson à feu doux jusqu'à ce que l'eau soit évaporée. Ajoutez de l'ail écrasé et du thym. Pour les colorer, rajoutez un trait d'huile d'olive vierge extra, continuez la cuisson et retirez quand ils commencent à caraméliser.
Servez l'orge accompagné des carottes étuvées, de l'estragon et de la vinaigrette au raifort. Dégustez chaud ou froid.

› Salade de carottes râpées

Préparation : 5 min
Ingrédients : 1,2 kg de carottes (environ 13 carottes), vinaigrette moutarde (voir p. 146), coriandre fraîche, 24 g de câpres égouttées, 1 gousse d'ail.
Réalisation : épluchez les carottes et râpez-les. Assaisonnez avec de la vinaigrette moutarde, des feuilles de coriandre fraîche, des câpres et de l'ail haché.
Ne mélangez pas trop les carottes pour éviter qu'elles ne perdent leur jus.

› Sucrines grillées, avocat, vinaigrette balsamique

Préparation : 6-8 min Cuisson : 3 min
Ingrédients : 8 sucrines, huile d'olive vierge extra, vinaigrette balsamique (voir p. 146), 4 avocats, jus de citron, fleur de sel.
Réalisation : enlevez les premières feuilles des sucrines. Trempez les sucrines dans de l'eau froide pour les rafraîchir. Découpez-les à moitié dans la longueur. Assaisonnez avec de l'huile d'olive vierge extra et du sel. Colorez-les sur une grille préchauffée. Enlevez du feu et disposez dans un plat. Assaisonnez avec de la vinaigrette balsamique.
Ouvrez les avocats puis enlevez les noyaux. Disposez dans les assiettes et assaisonnez avec de la fleur de sel et du jus de citron.

› Salade de tomates, olives, oignon cébette, basilic, oignon rouge

Préparation : 10-15 min
Ingrédients : 1 kg de tomates (cœur de bœuf), cébette, 60 g d'oignon rouge (1/2 oignon), 60 g d'olives dénoyautées (20 olives de Nyons), basilic, 45 ml d'huile d'olive vierge extra, vinaigre de votre choix (facultatif), fleur de sel.
Réalisation : lavez les tomates, enlevez le pédoncule, découpez-les en deux et ensuite en morceaux irréguliers. Disposez-les dans un saladier. Ciselez de la cébette et de l'oignon rouge. Faites-les dégorger à l'eau courante pour enlever une partie de leur acidité. Mélangez les tomates avec les olives dénoyautées, les feuilles de basilic, la cébette et l'oignon rouge ciselés. Assaisonnez avec de la fleur de sel, de l'huile d'olive vierge extra et du vinaigre de votre choix.

› Agneau grillé, artichauts sautés

Préparation : 10 min Cuisson : 8 min pour l'agneau, 3 min pour les artichauts
Ingrédients : 12 côtelettes d'agneau ou 900 g de selle d'agneau, huile d'olive vierge extra, romarin, thym, marjolaine, sarriette, 1 gousse d'ail, 1 kg d'artichauts, jus de citron, sel gris de Guérande, poivre noir.
Réalisation : sortez la viande du réfrigérateur 30 min avant de la cuire pour éviter qu'elle ne soit encore froide en son cœur. Avant la cuisson, assaisonnez avec du sel gris de Guérande, du poivre noir fraîchement moulu et de l'huile d'olive vierge extra. Faites cuire à la poêle ou au gril, préchauffé et légèrement huilé (voir conseils de cuisson p. 147). À mi-cuisson, ajoutez du romarin, du thym, de la marjolaine, de la sarriette, selon vos envies, et une demi-gousse d'ail. Nettoyez les artichauts en prenant soin de bien enlever les feuilles extérieures qui sont très dures et fibreuses. Coupez les pointes. Découpez-les en petits quartiers et faites-les sauter à feu doux avec de l'huile d'olive vierge extra, de l'ail écrasé, du thym et de la marjolaine. Si nécessaire, rajoutez un peu d'eau. Terminez la cuisson avec un trait de jus de citron frais.

› Agneau grillé, chou sauté (pak-choï/ chou chinois/chou pointu), vinaigrette à l'oignon

Préparation : 8-10 min Cuisson : 8-10 min
Ingrédients : 12 côtelettes d'agneau ou 900 g de selle d'agneau, huile d'olive vierge extra, romarin, thym, marjolaine, sarriette, 2 gousses d'ail, 450 g de chou pak-choï (environ 6 ou 1 chou chinois ou 1 chou pointu), vinaigre de riz ou de pomme, coriandre fraîche, vinaigrette à l'oignon (voir p. 146), sel gris de Guérande, poivre noir.
Réalisation : sortez la viande du réfrigérateur 30 min avant de la cuire (pour éviter qu'elle ne soit froide en son cœur). Assaisonnez avec du sel gris de Guérande, du poivre noir fraîchement moulu et de l'huile d'olive vierge extra avant la cuisson. Faites cuire à la poêle ou au gril préchauffé et légèrement huilé (voir conseils de cuisson p. 147). À mi-cuisson, ajoutez du romarin, du thym, de la marjolaine, de la sarriette et une demi-gousse d'ail. Pour nettoyer le chou, enlevez les feuilles qui sont abîmées. Effeuillez-les et coupez en morceaux pas trop gros. Trempez dans de l'eau froide pour les laver et les rafraîchir. Si c'est un pak-choï, coupez-le en deux dans le sens de la longueur. Faites sauter le chou très rapidement dans une poêle très chaude avec de l'huile d'olive vierge extra et une gousse d'ail écrasée. Salez. Ne remplissez pas trop la poêle pour éviter de faire sortir l'eau. Déglacez avec du vinaigre de riz ou de pomme. Hors du feu, assaisonnez avec de la coriandre fraîche. Servez l'agneau et le chou sauté accompagnés de vinaigrette à l'oignon.

› Blancs de poulet grillés, fenouil étuvé

Préparation : 6-8 min Cuisson : 10 min pour le poulet et 10 min pour le fenouil
Ingrédients : 4 x 170 g de blanc de poulet, huile d'olive vierge extra, thym ou romarin, ail, 300 g de fenouil, estragon, 1 citron, sel gris de Guérande, poivre noir.
Réalisation : assaisonnez les blancs de poulet avec du sel gris de Guérande, du poivre noir fraîchement moulu et de l'huile d'olive vierge extra. Faites-les cuire dans une poêle préchauffée et légèrement huilée. Démarrez la cuisson sur le côté de la peau (même si la peau a été enlevée). Comptez 5 min environ avant de les retourner puis ajoutez du thym ou du romarin et de l'ail écrasé. Continuez la cuisson pendant 3 min encore.
Lavez le fenouil et découpez-le à moitié dans le sens de la longueur puis ensuite en segments. Faites-les cuire dans une casserole épaisse ou une poêle et couvrez-les au tiers avec de l'eau froide salée et un peu d'huile d'olive vierge extra. Couvrez avec du papier sulfurisé. Faites cuire à feu doux jusqu'à évaporation. Ajoutez de l'ail écrasé, de l'estragon et du jus de citron. Pour les colorer, rajoutez un trait d'huile d'olive vierge extra, continuez la cuisson et retirez quand ils commencent à caraméliser. Salez.

› Blancs de poulet grillés, épinards sautés à l'ail, vinaigrette olives vertes, citron au sel et origan

Préparation : 10-15 min Cuisson : 8 min pour le poulet et 1 min pour les épinards
Ingrédients : 4 x 170 g de blanc de poulet, huile d'olive vierge extra, thym ou romarin, 2 gousses d'ail, 1 kg d'épinards, vinaigrette olives vertes, citron au sel et origan (voir p. 146), sel gris de Guérande, poivre noir.
Réalisation : assaisonnez les blancs de poulet avec du sel gris de Guérande, du poivre noir fraîchement moulu et de l'huile d'olive vierge extra. Faites-les cuire dans une poêle préchauffée et légèrement huilée. Démarrez la cuisson sur le côté de la peau (même si la peau a été enlevée). Comptez 5 min environ avant de les retourner puis ajoutez du thym ou du romarin et de l'ail écrasé. Continuez la cuisson pendant 3 min encore. Pour les épinards, coupez les pieds des grandes feuilles et lavez-les trois fois à l'eau pour bien enlever la terre. Essorez bien avant de les cuire. Faites revenir les épinards très rapidement dans une poêle très chaude avec de l'huile d'olive vierge extra et une gousse d'ail écrasée. Salez. Servez aussitôt. Accompagnez ce plat avec la vinaigrette olives vertes, citron au sel et origan.

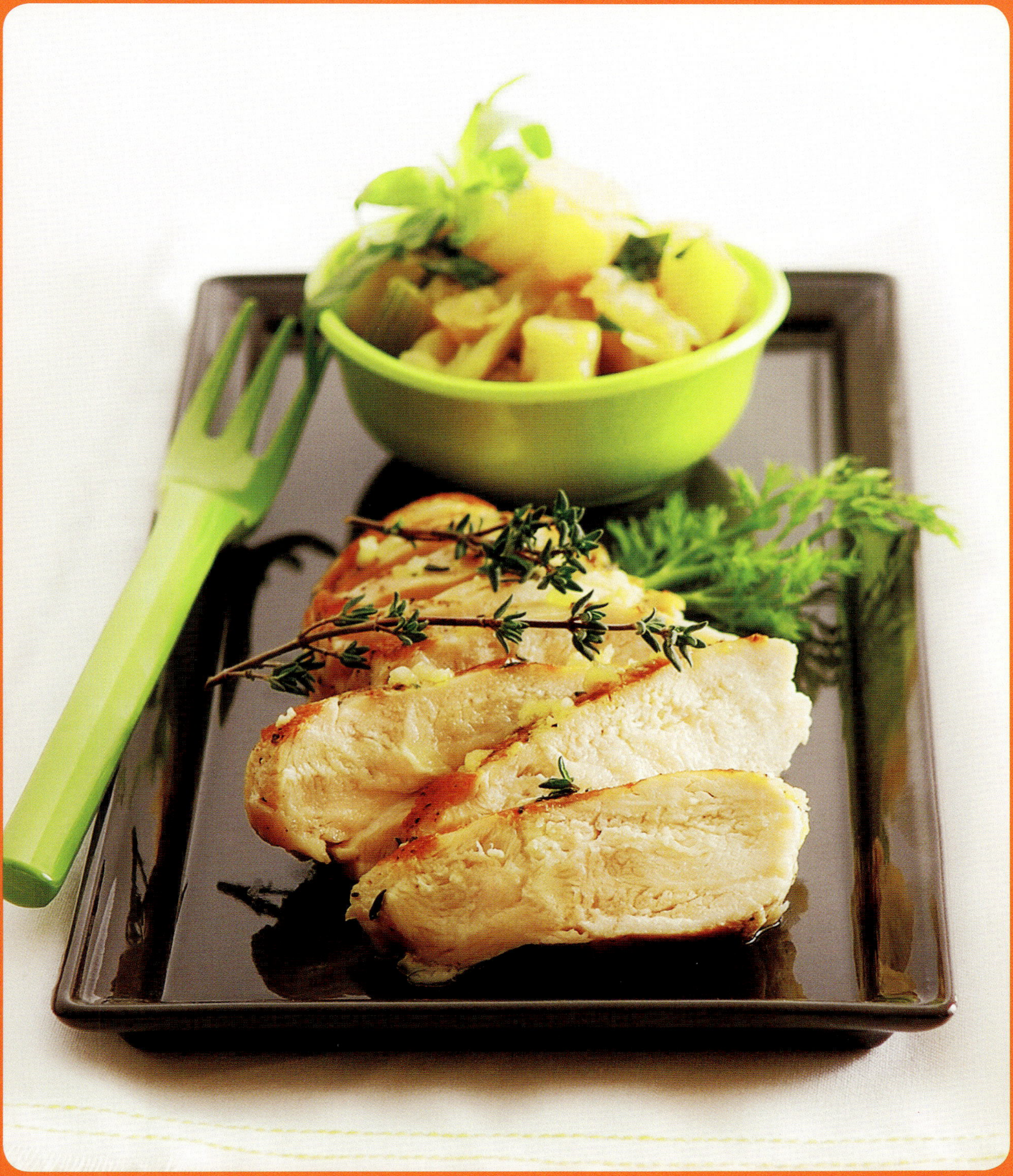

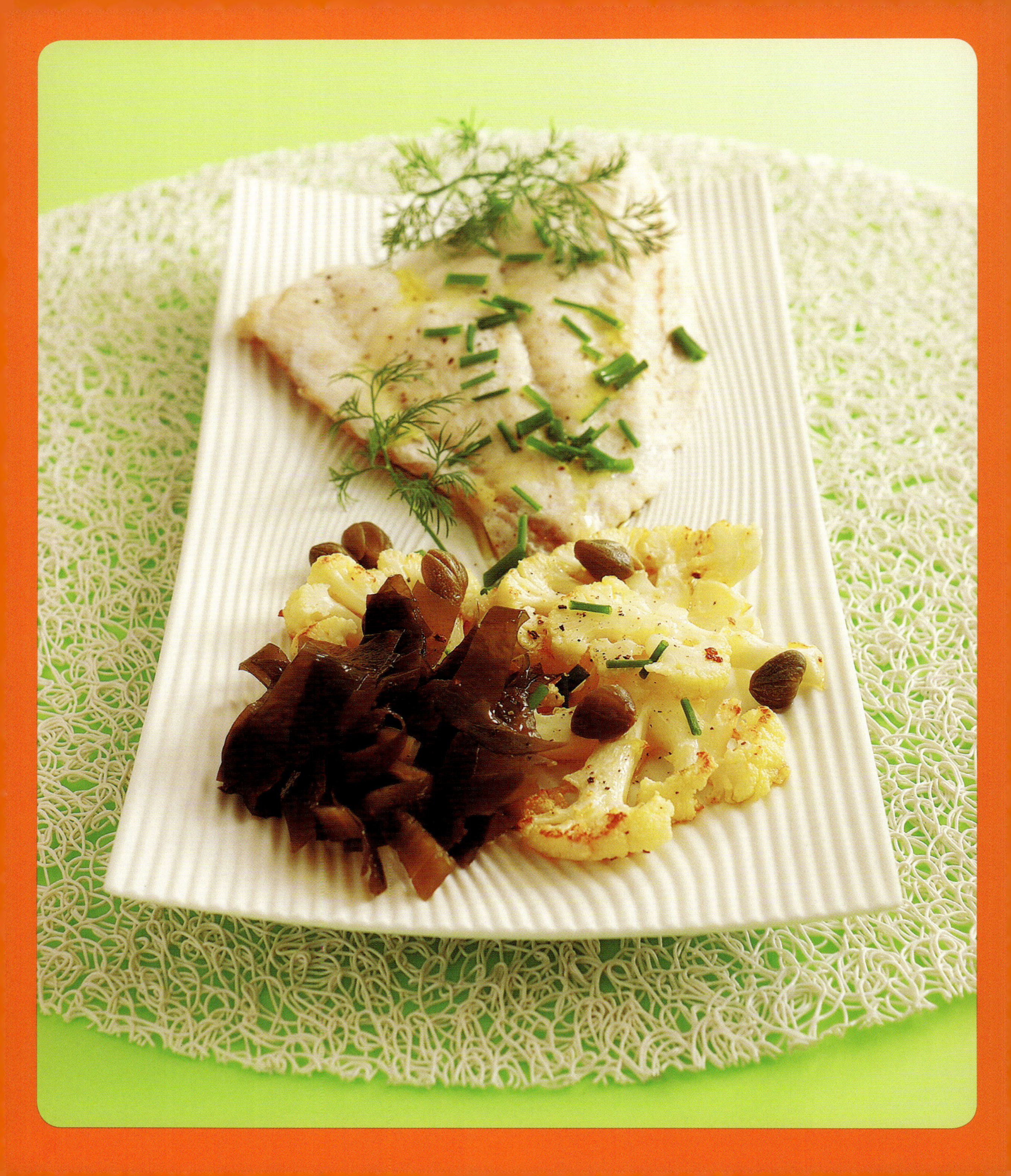

› Colin / merlan, chou-fleur en lamelles sauté, wakame, câpres

Préparation : 10-15 min Cuisson : 5 min pour le poisson et 3 min pour le chou
Ingrédients : 4 x 170 g de colin ou merlan, huile d'olive vierge extra, 100 g de wakame réhydraté ou au sel, ciboulette, 24 g de câpres, aneth, 600 g de chou-fleur, fleur de sel, poivre noir.
Réalisation : déposez le colin ou merlan dans un panier à vapeur. Faites-le cuire environ 5 min. Une fois sorti du panier, assaisonnez avec de l'huile d'olive vierge extra, de la fleur de sel, du poivre noir fraîchement moulu. Accompagnez avec le wakame, de la ciboulette ciselée, des câpres et de l'aneth.
Coupez le chou-fleur en lamelles pas trop épaisses. Cuisez-les à feu vif dans une poêle préchauffée et huilée. Assaisonnez avec du sel et du poivre fraîchement moulu.
***Wakame :** à sec, réhydratez dans beaucoup d'eau. Au sel, rincez-le abondamment avec de l'eau. Dans les deux cas, égouttez sur du papier absorbant et coupez en morceaux. Assaisonnez avec du vinaigre de du riz.*

› Saumon mi-cuit, mesclun et pourpier, vinaigrette à l'oignon, avocat

Préparation : 5 min Cuisson : 4 min
Ingrédients : 4 x 150 g de pavé de saumon, huile d'olive vierge extra, 2 avocats, jus de citron, 300 g de mesclun, 100 g de pourpier, vinaigrette à l'oignon (voir p. 146), aneth frais, fleur de sel gris de Guérande, poivre noir.
Réalisation : assaisonnez le saumon avec du sel gris de Guérande et du poivre noir fraîchement moulu. Faites-le cuire dans une poêle antiadhésive chaude avec très peu d'huile d'olive vierge extra pour éviter qu'il ne colle. Commencez la cuisson côté peau et prenez soin de ne pas trop le cuire (de 1 à 2 min de chaque côté). Le saumon mi-cuit peut être consommé aussitôt ou froid.
Ouvrez l'avocat en deux et enlevez le noyau. Disposez dans une assiette et assaisonnez avec de la fleur de sel et du jus de citron. Préparez une salade de mesclun et de pourpier. Assaisonnez avec de la vinaigrette à l'oignon et de l'aneth frais.

› Brochettes de bœuf sautées, endives au four

Préparation : 10-15 min Cuisson : 5-10 min pour le bœuf et 15-20 min pour les endives
Ingrédients : 4 x 190 g d'aiguillette de bœuf ou de morceaux conseillés par votre boucher, 55 ml d'huile d'olive vierge extra, thym, romarin, 2 gousses d'ail, 30 ml de sauce soja, 6 endives, ciboulette, sel gris de Guérande, poivre noir.
Réalisation : découpez la viande en cubes de 2,5 cm de largeur, 3 cm de longueur et 2 cm de hauteur environ. Enfilez-les sur des piques à brochette, 3 morceaux environ par pique. Faites mariner pendant 10 min dans 2 c. à s. d'huile d'olive vierge extra, une brindille de thym, une brindille de romarin, 2 gousses d'ail écrasées et 1 c. à s. de sauce soja (cette marinade convient pour 4 brochettes). Enlevez de la marinade et assaisonnez avec du poivre noir fraîchement moulu. Cuisez à la poêle ou au gril préchauffé et légèrement huilé (voir conseils de cuisson p. 147). Rectifiez l'assaisonnement si nécessaire. Enlevez les feuilles extérieures des endives. Coupez-les en deux dans le sens de la longueur. Assaisonnez avec du sel et de l'huile d'olive vierge extra. Faites cuire au four préchauffé à 160 °C de 15 à 20 min. Servez séparément la brochette parsemée de ciboulette hachée et les endives au four.

› Bœuf grillé/poêlé, salade de roquette, tomates cerises, vinaigrette soja et citron vert

Préparation : 10 min Cuisson : 10 min
Ingrédients : 4 x 190 g de bœuf (aiguillette, bavette, araignée ou selon le conseil de votre boucher), huile d'olive vierge extra, romarin, thym, marjolaine, sarriette, ail, 300 g de roquette, 200 g de tomates cerises, ciboulette, vinaigrette soja et citron vert (voir p. 146), sel gris de Guérande, poivre noir.
Réalisation : sortez la viande du réfrigérateur 30 min avant de la cuire pour éviter que son cœur ne reste encore froid. Avant la cuisson, assaisonnez la viande avec du sel gris de Guérande, du poivre noir fraîchement moulu et de l'huile d'olive vierge extra. Avant de poser la viande sur la poêle ou le gril, vérifiez qu'il est bien chaud. Faites cuire à la poêle ou au gril préchauffé et légèrement huilé (voir conseils de cuisson p. 147). À mi-cuisson, ajoutez du romarin, du thym, de la marjolaine, de la sarriette (selon vos envies) et une demi-gousse d'ail. Préparez une salade de roquette, de tomates cerises et de ciboulette en bâtonnets. Assaisonnez avec la vinaigrette soja et citron vert.

› Butternut au four, salade de mâche, vinaigrette aux câpres

Préparation : 5 min Cuisson : 30-40 min
Ingrédients : 1,5 kg de butternut entier, huile d'olive vierge extra, 300 g de mâche, vinaigrette aux câpres (voir p. 146), sel.
Réalisation : utilisez de préférence un butternut de petite taille. Découpez-le en deux dans le sens de la longueur, enlevez les pépins. Assaisonnez avec du sel et de l'huile d'olive vierge extra. Déposez sur une plaque de cuisson huilée en prenant soin de placer la chair au contact de la plaque. Faites cuire au four préchauffé à 160 °C pendant au moins 30 min. Vérifiez la cuisson avec la pointe d'un couteau. La peau peut se manger, à condition d'avoir été soigneusement lavée. Servez avec une salade de mâche assaisonnée avec la vinaigrette aux câpres.

› Carottes étuvées

Préparation : 6-8 min, cuisson : 20 min
Ingrédients : 1,2 kg de carottes (environ 13 carottes), huile d'olive vierge extra, 2 gousses d'ail, thym, coriandre fraîche, sel.
Réalisation : épluchez et coupez les carottes en petits morceaux. Mettez-les dans une casserole épaisse ou une poêle et couvrez-les aux trois quarts avec de l'eau froide salée et un peu d'huile d'olive. Faites cuire à feu vif jusqu'à ébullition. Baissez le feu et couvrez avec du papier sulfurisé. Continuez la cuisson à feu doux jusqu'à ce que l'eau se soit évaporée. Ajoutez de l'ail écrasé et du thym. Pour les colorer, rajoutez un trait d'huile d'olive, continuez la cuisson et retirez lorsqu'ils caramélisent. Servez avec des feuilles de coriandre fraîches.

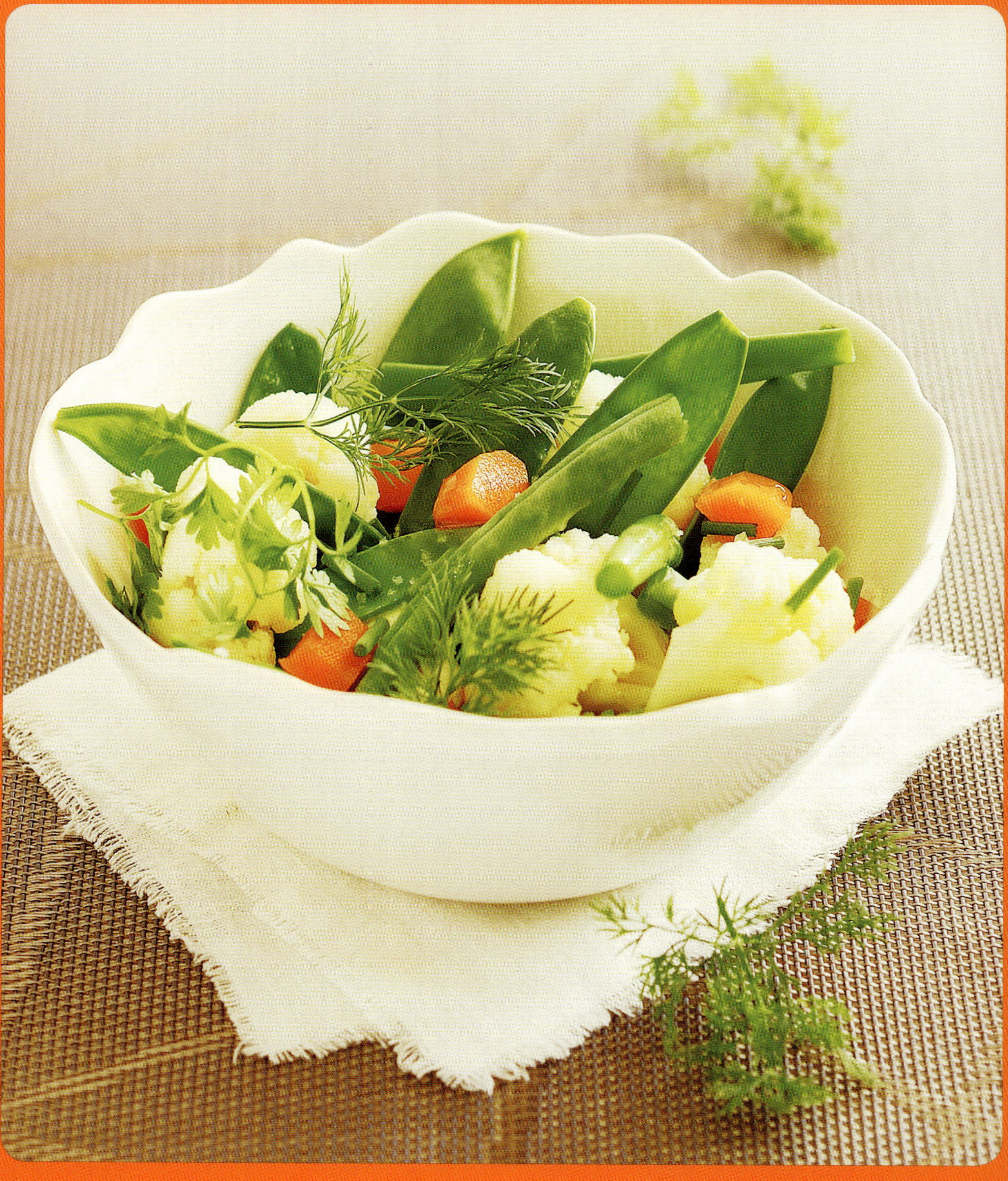

› Légumes à la vapeur

Préparation : 10 min Cuisson : 20 min
Ingrédients : 4 carottes (360 g), 1 chou-fleur (800 g), 200 g de pois gourmands, 200 g de haricots verts, 45 ml d'huile d'olive vierge extra, vinaigre de pomme (facultatif), ciboulette, aneth, cerfeuil, fleur de sel.
Réalisation : épluchez les carottes et coupez-les en morceaux. Coupez le chou-fleur en sommités. Lavez les pois gourmands. Découpez les extrémités des haricots verts et rincez-les à l'eau froide. Cuisez les légumes à la vapeur, séparément.
Assaisonnez les légumes avec de l'huile d'olive vierge extra, de la fleur de sel, du vinaigre de pomme, de la ciboulette ciselée, de l'aneth et du cerfeuil.
Les légumes à la vapeur peuvent être consommés chauds ou tièdes.

› Haricots verts, salade de rougette, vinaigrette aux câpres

Préparation : 10-12 min Cuisson : 5-10 min
Ingrédients : 1 kg de haricots verts, 45 ml d'huile d'olive vierge extra, jus de citron/ vinaigre de pomme, ciboulette, 300 g de rougette, vinaigrette aux câpres (voir p. 146), fleur de sel.
Réalisation : enlevez les extrémités des haricots et trempez-les dans l'eau froide pour les nettoyer et les rafraîchir. Faites-les cuire dans une casserole d'eau bouillante salée. Goûtez avant d'arrêter la cuisson. Assaisonnez avec de l'huile d'olive vierge extra, du jus de citron/vinaigre de pomme et de la ciboulette hachée. Préparez une salade de rougette. Assaisonnez avec la vinaigrette aux câpres.

› Légumes grillés, salade de mesclun, vinaigrette moutarde

Préparation : 5-10 min Cuisson : 20 min

Ingrédients : 4 courgettes, 2 aubergines, 12 champignons de Paris, 2 gousses d'ail, huile d'olive vierge extra, romarin, thym, aneth, basilic, 300 g de mesclun, vinaigrette moutarde (voir p. 146), fleur de sel.

Réalisation : lavez et coupez les courgettes et les aubergines dans le sens de la longueur, en bandes de 1,5 cm environ d'épaisseur. Épluchez les champignons de Paris. Faites cuire au gril préchauffé sur un feu moyen jusqu'à coloration. Enlevez du feu et disposez dans un plat. Assaisonnez avec des lamelles d'ail, de l'huile d'olive vierge extra, de la fleur de sel, des brindilles de romarin, du thym, de l'aneth et du basilic frais. Préparez une salade de mesclun. Assaisonnez avec la vinaigrette moutarde.

› Poireaux grillés, gingembre frais, salade de mâche et vinaigrette moutarde

Préparation : 10-12 min Cuisson : 6-8 min

Ingrédients : 6 poireaux, huile d'olive vierge extra, 300 g de mâche, 5 g de gingembre frais, vinaigrette moutarde (voir p. 146), fleur de sel.

Réalisation : choisissez des poireaux qui ne soient pas trop gros. Enlevez les feuilles extérieures flétries et fibreuses. Coupez la partie verte abîmée et coupez les « barbes ». Faites-les dégorger dans l'eau tiède, têtes à l'envers pour faciliter le nettoyage (les poireaux ont souvent beaucoup de sable). Blanchissez à l'eau bouillante. Comptez de 2 à 3 min dès que l'ébullition reprend. Refroidissez. Enlevez les premières feuilles, coupez en deux dans le sens de la longueur puis en gros tronçons. Assaisonnez avec de la fleur de sel et de l'huile d'olive vierge extra. Faites cuire au gril préchauffé à feu doux, jusqu'à coloration (ou bien faites-les cuire dans une poêle préchauffée et huilée, avec de l'ail, de la marjolaine, quelques gouttes d'eau, du jus de citron et du sel). Couvrez avec du papier sulfurisé, puis terminez la cuisson.

Dégustez avec de la salade de mâche assaisonnée au gingembre frais coupé en fines lamelles, à la fleur de sel et à l'huile d'olive vierge extra. Accompagnez avec de la vinaigrette moutarde.

› Pommes de terre pochées, herbes fraîches, olives et salade verte

Préparation : 5 min Cuisson : 20 min
Ingrédients : 800 g de pommes de terre, 45 ml d'huile d'olive vierge extra, 50 g d'olives noires (environ 16 olives de Nyons), ciboulette, cerfeuil, aneth, estragon, 300 g de salade de feuilles vertes, cébette, jus de citron, fleur de sel.
Réalisation : la cuisson des pommes de terre commence systématiquement dans l'eau froide. Elles absorberont alors moins d'eau si vous leur laissez la peau. Le temps de cuisson varie selon la taille et la variété (de 10 min pour les plus petites à 25 min pour les plus grosses). Vérifiez la cuisson avec un couteau. Pochez les pommes de terre. Laissez-les tiédir puis épluchez-les. Découpez-les en morceaux irréguliers pour les plus grosses et en deux pour les plus petites. Les pommes de terre peuvent être consommées froides ou tièdes. Assaisonnez-les toujours quand elles sont tièdes, car, de cette façon, elles absorberont bien l'huile d'olive vierge extra et elles n'en seront que plus goûteuses. Dégustez avec des olives noires, de la ciboulette, du cerfeuil, de l'aneth et de l'estragon. Préparez une salade de feuilles vertes. Assaisonnez avec de la cébette ciselée, de l'huile d'olive vierge extra, du jus de citron et de la fleur de sel.

› Riz basmati, petits pois sautés

Préparation : 10-15 min Cuisson : 11 min pour le riz et 2 min pour les petits pois
Repos : 5 min pour le riz
Ingrédients : 300 g de riz basmati, laurier, thym ou romarin, algue kombu, huile d'olive vierge extra, 1 kg de petits pois, 1 gousse d'ail, estragon, sarriette ou thym, 50 g d'olives vertes (environ 16 olives vertes de Lucques), fleur de sel, poivre noir.
Réalisation : comptez un volume d'eau pour un volume de riz basmati. Mettez le tout dans une casserole. Portez à ébullition, ajoutez une feuille de laurier, une brindille de thym ou de romarin ou de l'algue kombu. Couvrez et laissez cuire 11 min à feu doux. Hors du feu, à couvert, laissez reposer 5 min puis ajoutez un trait d'huile d'olive vierge extra.
Écossez les petits pois, faites-les cuire dans une poêle préchauffée et huilée pendant quelques secondes, juste pour les réchauffer (moins de 1 min). En fin de cuisson, ajoutez de l'ail haché, de l'estragon, de la sarriette ou du thym, de la fleur de sel, du poivre noir fraîchement moulu et des olives vertes dénoyautées. Servez avec le riz.

› Pâtes complètes, blettes

Préparation : 15-20 min Cuisson : 9-15 min pour les pâtes et 5-8 min pour les blettes
Ingrédients : 600 g de blettes, 45 ml d'huile d'olive vierge extra, 2 gousses d'ail, jus de citron, 300 g pâtes complètes, 50 g de parmesan râpé, fleur de sel.
Réalisation : lavez bien les feuilles de blette et épluchez les côtes, si nécessaire. Faites cuire séparément à la vapeur. Goûtez avant d'arrêter la cuisson. Égouttez bien les feuilles de blette avant de les assaisonner pour faire sortir l'excès d'eau. Coupez les feuilles grossièrement et les côtes en gros morceaux. Assaisonnez avec de l'huile d'olive vierge extra, de la fleur de sel, de l'ail haché et du jus de citron.
Faites cuire les pâtes selon les indications données sur le paquet.
Servez les pâtes et les blettes ensemble avec de l'huile d'olive vierge extra et des copeaux de parmesan.

› Riz basmati, shiitakés sautés, pousses de moutarde

Préparation : 10 min Cuisson : 11 min Repos : 5 min pour le riz et 5-8 min pour les shiitakés
Ingrédients : 300 g de riz basmati, laurier, thym, romarin, algue kombu, huile d'olive vierge extra, vinaigre de riz, 300 g de shiitakés, gingembre, ail, jus de citron vert, sauce soja, cébette, 100 g de pousses de moutarde, huile de sésame, fleur de sel.
Réalisation : comptez un volume d'eau pour un volume de riz basmati. Mettez le tout dans une casserole. Portez à ébullition, ajoutez une feuille de laurier, un brin de thym, de romarin ou de l'algue kombu, couvrez et laissez cuire 11 min à feu doux. Hors du feu, toujours à couvert, laissez reposer 5 min puis ajouter un trait d'huile d'olive vierge extra. Nettoyez les shiitakés en coupant les pieds, grattez avec un couteau. Nettoyez à l'eau courante pendant quelques secondes. Découpez-les en morceaux. Faites-les colorer dans une poêle préchauffée avec de l'huile. Ajoutez du gingembre et de l'ail écrasé. Lorsqu'ils commencent à ramollir, ajoutez un trait de jus de citron vert frais et un peu de sauce soja. Servir avec le riz et la cébette ciselée.
Préparez une salade de pousses de moutarde. Assaisonnez avec de la fleur de sel et de l'huile de sésame (quelques gouttes seront suffisantes).

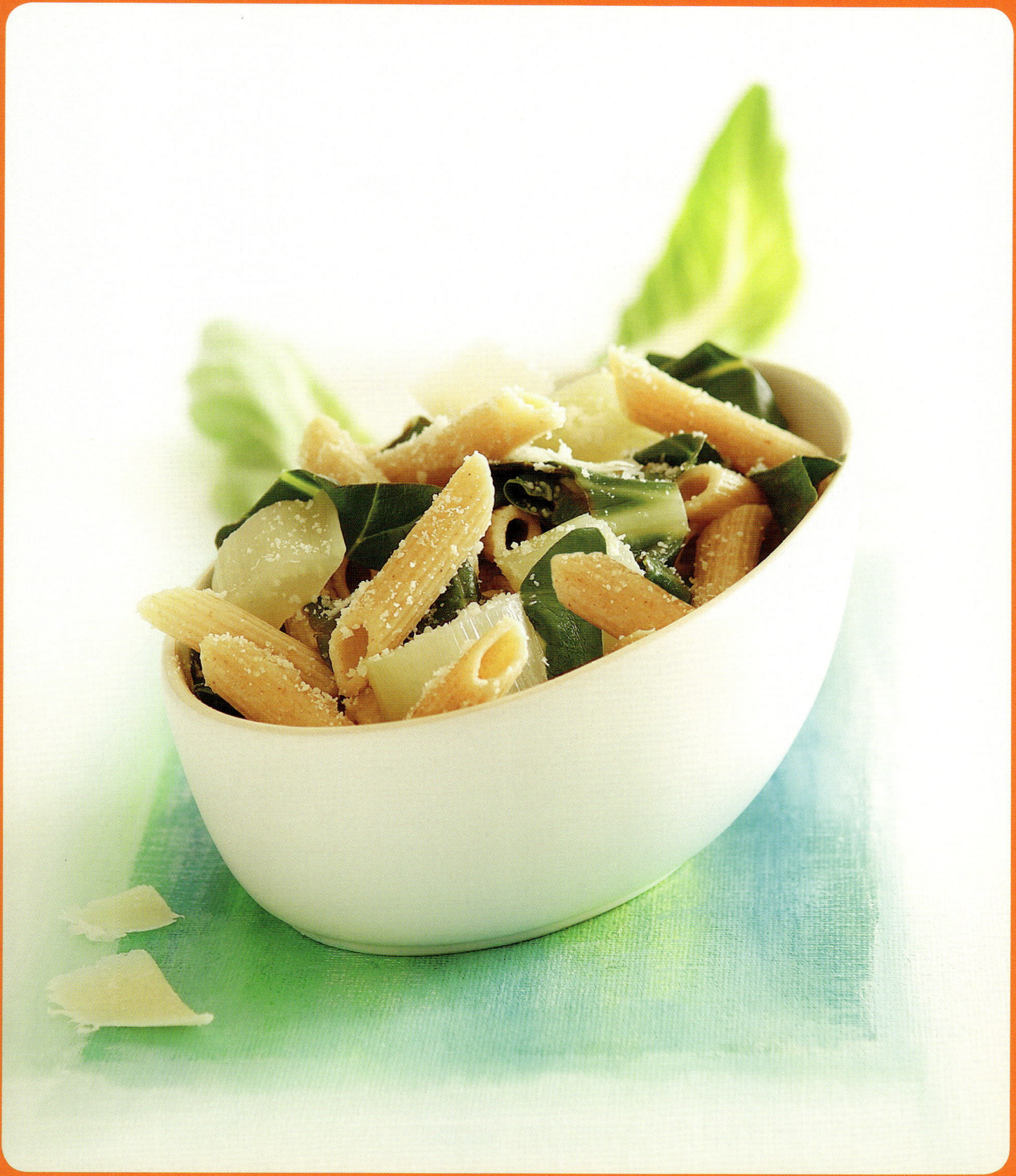

Mon combat

« Quand le dernier arbre sera abattu,
la dernière rivière empoisonnée, le dernier
poisson pêché, alors vous découvrirez
que l'argent ne se mange pas. »

Proverbe indien d'Amérique

L'homme est un loup pour l'homme

JE SUIS COMME VOUS, MOI AUSSI J'AI ÉTÉ « VICTIME » DU SYSTÈME DE CONSOMMATION DANS LEQUEL ON ÉVOLUE AUJOURD'HUI. Perverti, aberrant, global, poursuivant un seul but, le profit, au détriment de l'humain, il nous tue à petit feu. Je ne suis pas passé à côté de cette machine de guerre, elle m'a aspiré jusqu'à ce que les accidents de la vie me contraignent à me poser des questions, à comprendre où j'allais, comment et pour quoi ? J'ai alors pris conscience que je faisais partie du « troupeau » que chante Jean-Louis Murat[1]. Je suis conditionné : quand je vois une pub pour des vêtements, de la bouffe, un parfum, le dernier Ipad, moi aussi je le veux ! Je suis très réceptif à la convivialité, au plaisir et à la beauté exaltés par ces messages. Ils nous cachent le vide qu'il y a derrière, nous entraînant dans une course effrénée. À vouloir avoir toujours plus, on s'oublie. On oublie d'être. C'est malheureux, mais ce sont des coups du sort répétés qui m'ont conduit à faire un pas de côté, à m'arrêter. Sortir du courant dans lequel on baigne tous, comme des chiens morts au fil de l'eau, est une épreuve difficile, parce que cela va à l'encontre de nos habitudes. Mais rien d'impossible pour autant. Lutter contre ses envies, ses pulsions, la facilité, est un combat de tous les jours, à la portée de tous. Je ne suis pas plus fort que vous. Je m'adresse à vous du haut de mes nombreuses erreurs commises au long du parcours. Comme un enfant qui finit les pots de Nutella, j'ai poussé les excès au-delà des limites de mon corps. Loin de moi l'idée donc de me

» Lutter contre ses envies, ses pulsions, la facilité, est un combat de tous les jours, à la portée de tous. Je ne suis pas plus fort que vous. Je m'adresse à vous du haut de mes nombreuses erreurs commises au long du parcours.

[1] *Le Troupeau*, tiré de son album *Cheyenne Autumn*

positionner en gourou. Je n'ai pas été touché par une quelconque grâce, la vie m'a juste convaincu de la nécessité de changer. Et les moyens sont simples, évidents. Bien souvent, il ne s'agit que de bon sens. Structurellement, au point où nous sommes arrivés, on ne peut plus rien révolutionner. En revanche, faire évoluer ce système qui marche sur la tête est à notre portée. À nous de prendre le contrôle. Pour commencer, arrêtons de conférer une autorité intellectuelle, et même morale, à des entités (industrielle, politique, médiatique, etc.) qui, sous couvert de vouloir nous rendre heureux, de nous combler, ne sont guidées que par des logiques financières.

› Avez-vous vu *Food Inc.*[1] ?

CE DOCUMENTAIRE, RÉALISÉ PAR ROBERT KENNER, DRESSE LE PORTRAIT IMPLACABLE D'UNE INDUSTRIE AGROALIMENTAIRE QUI SACRIFIE SANS ÉTAT D'ÂME LA QUALITÉ DES PRODUITS QU'ELLE COMMERCIALISE, ET NOTRE SANTÉ, SUR L'AUTEL DE SON SEUL PROFIT. Un passage du film est consacré à une famille américaine pauvre qui se nourrit de hamburgers à un dollar afin d'économiser de quoi acheter des médicaments contre le diabète, lui-même induit par la consommation de ces hamburgers !

Ce n'est ni de la bêtise ni une question de statut social, même si ce sont les moins favorisés d'entre nous qui sont majoritairement concernés par les maladies modernes. Nous sommes malheureusement tous comme cette famille, habilement amenés à mettre des choses dans nos assiettes qui vont finir par gonfler nos ordonnances et, *in fine,* à creuser un peu plus le déficit de la Sécurité sociale.

> » Les labos se targuent de nous sauver la vie, de protéger notre santé, mais ce qui les excite vraiment, c'est l'argent qu'ils pourront en tirer.

L'agrobusiness inonde nos tables de produits transformés pro-inflammatoires (80 % de notre alimentation est industrielle, voir chapitre 2), à l'origine des maladies cardio-vasculaires, auto-immunes, de l'obésité, du diabète, des cancers, etc. Toutes ces maladies qui ont explosé depuis 50 ans, en même temps que l'avènement des monocultures (blé,

[1] Dans *Food, Inc.* le réalisateur Robert Kenner, le journaliste d'investigation Eric Schlosser (auteur de *Fast Food Nation*) et Michael Pollan (auteur de *The Omnivore's Dilemna* – « Le Dilemme de l'omnivore ») lèvent le voile sur l'industrie agroalimentaire. Une industrie qui a souvent fait passer les profits avant la santé des consommateurs, la survie d'exploitants agricoles, la sécurité des travailleurs et notre environnement à tous.

maïs, palmier, soja) et de l'industrialisation de la société. Dieu merci, les groupes pharmaceutiques sont là ! Leurs merveilleuses molécules permettent de contrer ces nouvelles épidémies. Ainsi, les dix médicaments les plus vendus dans le monde aujourd'hui luttent contre les pathologies à composante « inflammatoire ». Ça tombe à pic, non ? Il faut dire que le marché en vaut la chandelle : il y a pour les labos un butin de plusieurs dizaines de milliards de dollars à se partager. Ils se targuent de nous sauver la vie, de protéger notre santé, mais ce qui les excite vraiment, ce qui les incite à mettre du temps de cerveau disponible dans la recherche, c'est l'argent qu'ils pourront en tirer. Quand on sait que le remède anticholestérol le plus prescrit au monde, le Lipitor/Tahor, a généré 13,5 milliards de dollars de chiffres d'affaires en 2008, on mesure la motivation qu'ils ont à investir sur le créneau des maladies cardio-vasculaires. Qu'ils s'enrichissent, pourvu qu'ils nous guérissent, me direz-vous ? Certes... Mais l'équation est plus complexe et est loin d'aboutir à un rapport gagnant gagnant. Comme le souligne William Reymond[1], « les coûts directs des maladies cardiaques ont été estimés en France à 6,5 milliards d'euros par an ». Elles concernent 10 % des séjours hospitaliers et « constituent environ 30 % des affections longue durée prises en charge par l'assurance maladie ». Et ça, c'est nous qui en supportons la charge, collectivement. Comme cette famille américaine de *Food Inc.*, nous mettons notre argent dans des médicaments en économisant sur la nourriture. Et si, désormais, nous faisions l'inverse ?

» Les coûts directs des maladies cardiaques ont été estimés en France à 6,5 milliards d'euros par an.

SI NOUS DÉPENSIONS UN PEU PLUS POUR METTRE DE LA QUALITÉ DANS NOS ASSIETTES, N'ÉCONOMISERIONS-NOUS PAS SUR LES SOINS ? SANS AUCUN DOUTE, SI L'ON GARDE EN MÉMOIRE QUE HUIT MALADIES SUR DIX SONT INDUITES PAR NOTRE ALIMENTATION CONTEMPORAINE ! En mangeant mieux, on serait donc beaucoup moins malade. C'est une façon simple de réduire le fameux déficit de la Sécurité sociale et d'éviter l'injuste réforme en cours qui vise à ne plus rembourser à 100 % les maladies « longue durée », pénalisant gravement ceux qui n'ont pas les moyens de supporter le coût de soins particulièrement lourds.

Assis sur leur montagne de billets, les groupes industriels de l'agroalimentaire et de la pétrochimie nous rendent malades avec leurs produits raffinés, transformés et très bien marketés. Puis c'est au tour des puissants groupes pharmaceutiques de se goinfrer en commer-

[1] William Reymond, *Toxic Food, op. cit.*, p. 260.

cialisant leurs remèdes dans un parfait mouvement de balancier. Un scénario idéal, magistralement huilé. Structurellement, ni les uns ni les autres n'ont donc intérêt à ce que les choses changent.

D'ailleurs, ils sont passés maîtres dans l'art de protéger leur mine d'or. Un exemple ? En 1976, le Congrès américain vote le TSCA (*Toxic Substances Control Act*) qui exigeait que l'industrie agrochimique ait recours systématiquement à des tests de dangerosité avant la mise sur le marché d'un nouveau produit. Le lobby agrochimique n'y a rien trouvé à redire, obtenant néanmoins une chose : que ce texte ne soit pas rétroactif. C'est-à-dire que toutes les substances en circulation entre 1940 et 1976 ne soient pas testées. Il y en avait... 62 000[1]. Une nouvelle réglementation discutée en 2007 était censée combler cette faille. Mais, encore une fois, les lobbies sont parvenus à contourner la loi, si bien qu'aujourd'hui on ne connaît toujours pas le degré de dangerosité de ces 62 000 produits-là, qui sont toujours sur le marché. Cette disposition suspensive a été intégrée dans toutes les législations européennes inspirées par le TSCA. La France n'en est pas exempte. Nous ne savons rien de leurs effets sur notre santé, à court ou moyen terme, nous ne savons même pas précisément combien d'entre nous y sont exposés, ni à quel degré.

Des coûts qui nous mettent dans les cordes

Les dépenses de santé plongent, chaque année, cent millions de personnes dans la pauvreté dans le monde. Les coûts pharamineux des soins pourraient être diminués s'ils étaient mieux gérés, indique l'Organisation mondiale de la santé dans son rapport annuel publié en novembre 2010. En effet, sur un total de 3 858 milliards d'euros, environ 219 milliards sont engloutis dans des erreurs, ou de la corruption, selon le Réseau européen de la fraude et de la corruption dans la santé (*European Health Care Fraud and Corruption Network*) cité par l'OMS.

« L'homme est un loup pour l'homme », écrivait Thomas Hobbes au XVIIe siècle. Aucune contradiction depuis. Comme si le progrès ne faisait encore qu'accentuer ce triste constat. Je ne suis pas le premier à tirer cette sonnette d'alarme (ni le dernier, j'espère !).

---

[1] William Reymond, *Toxic Food*, *op. cit.*, p. 179-181.

Les Michael Moore, Morgan Spurlock, Robert Kenner, Pierre Weill, Thierry Souccar, William Reymond, Al Gore, David Servan-Schreiber, etc. sont passés avant moi, suscitant toujours les mêmes réactions : allant de l'intérêt bienveillant à la critique la plus acerbe, coupables d'être des Cassandres irresponsables et/ou démagogiques. Pire encore, des Forrest Gump de l'écologie, coincés dans un manichéisme candide, imperméables aux subtilités de la *realpolitik*.

CROIRE QUE TOUT N'EST PAS ÉCRIT D'AVANCE, CROIRE QUE L'ON PEUT FAIRE QUELQUE CHOSE POUR SOI ET EN MÊME TEMPS POUR LES AUTRES, CROIRE QUE L'ON N'A RIEN À ATTENDRE DES FORCES DE L'ARGENT, CROIRE QU'ON A CHACUN UNE PETITE PARCELLE DE POUVOIR, CROIRE QUE CE N'EST PAS DÉMAGOGIQUE DE LE PENSER ET DE LE DIRE, CROIRE EN L'HOMME, EN L'HUMANISME, C'EST POUR MOI CE QU'IL Y A DE PLUS MODERNE ET D'AUDACIEUX DANS LE CONTEXTE ACTUEL. L'industrialisation puis la financiarisation de notre monde ont bouleversé l'organisation structurelle de nos sociétés occidentales. Les slogans publicitaires qui martèlent à quel point vous comptez, tous les discours émanant des grands groupes industriels mettant en avant l'écoresponsabilité, la marche vers « un monde plus juste », « plus humain », c'est beau. Mais c'est du pipeau. C'est ce qu'on appelle le *greenwashing*, un savant maquillage, extrêmement vendeur, mis au point par les communicants, dont les jolies couleurs et les mots percutants, n'ont qu'un objectif : le profit.

» Les slogans publicitaires qui martèlent à quel point vous comptez, tous les discours émanant des grands groupes industriels mettant en avant l'écoresponsabilité, la marche vers « un monde plus juste », « plus humain », c'est beau. Mais c'est du pipeau.

L'HOMME N'EST PLUS AU CENTRE DES PRÉOCCUPATIONS. L'argent a pris la place. Qu'est-ce qu'il reste ? Le pouvoir politique ? À voir… J'ai appris ce matin (16 novembre 2010) la nomination de Nora Berra au poste de secrétaire d'État à la Santé dans le gouvernement Fillon 3. Sans préjuger de son action, que faut-il attendre de quelqu'un qui, désormais en charge de la politique sanitaire nationale, assume sur son CV avoir mis, jusque-là, ses compétences médicales au service de l'industrie pharmaceutique ? Ce genre de collusion ne serait pas une première. Soulignons par exemple la nomination

d'Anne de Danne, le 2 octobre 2009, à la tête d'une commission pour la prévention de l'obésité. Cette énarque était, juste avant, déléguée générale de la fondation Wyeth pour la santé de l'enfant et de l'adolescent. Wyeth est un laboratoire pharmaceutique dont l'un des faits d'armes majeurs est d'avoir lancé sur le marché américain un médicament pour lutter contre l'obésité… qui fut retiré de la vente à la suite de décès liés à ses effets secondaires.
Ces deux personnes, nommées par Nicolas Sarkozy, suscitent en moi une interrogation sceptique : peut-on être juge et partie ? Je crois que la réponse s'impose d'elle-même. Alors, que faire ? Une seule chose me vient à l'esprit, elle est signée Gandhi : *« Commencez par changer en vous ce que vous voulez changer autour de vous. »*

› Arrêtez les régimes !

L'inconvénient majeur des régimes destinés au grand public est qu'ils visent à imposer un mécanisme de contrôle de vos envies, de vos pulsions alimentaires, sans tenir compte ni de votre vécu, ni de votre histoire particulière (physiologique, sociale, psychologique), ni de votre état émotionnel, ni de l'environnement dans lequel vous évoluez. Ils vous imposent de maîtriser votre désir alimentaire et négligent de vous sensibiliser sur un facteur essentiel : vos besoins réels.

LE PRINCIPE DE MA MÉTHODE EST DE VOUS RAMENER À LA CONSCIENCE DE CES DERNIERS, EN VOUS DONNANT LE TEMPS DE VOUS RECONNECTER À EUX, DE VOUS REMETTRE À L'ÉCOUTE DE VOS SENSATIONS ALIMENTAIRES DE BASE, DE LES RESPECTER ET DE RENOUER AVEC LE PLAISIR DE LES SATISFAIRE. Comme il vous arrive de faire le vide quand une situation vous dépasse, vous allez devoir prendre du recul avec votre routine alimentaire. Cela passe par une certaine ascèse, et un peu de discipline. Deux mots difficiles à entendre aujourd'hui, j'en conviens. Mais je ne connais pas de moyens facile et « express » de parvenir à un état de bien-être durable. C'est, de fait, un travail au long cours qui amène forcément, sur le chemin, à modifier sa vision de soi et des choses.

» Les régimes destinés au grand public vous imposent de maîtriser votre désir alimentaire et négligent de vous sensibiliser sur un facteur essentiel : vos besoins réels.

Trop de protéines animales tue

Ce type de régime est un facteur de risque anticipé de décès. Une étude (publiée en octobre 2010 dans la revue américaine *Annals of Internal Medecine*) menée sur 130 000 personnes aux États-Unis, adeptes de cette méthode et suivies sur une période de 20 ans, a mis en évidence qu'elles augmentaient de 23 % le risque de mourir prématurément par rapport au reste de la population. Le risque de décès par crise cardiaque est, lui, majoré de 14 %. Pire : le risque de cancer s'accroît de 28 %, soit trois « chances » sur dix en plus d'en mourir.

QUAND, 2 ANS APRÈS AVOIR ARRÊTÉ LE VÉLO, JE ME SUIS APERÇU QUE J'AVAIS PRIS PLUS DE 30 KG, JE ME SUIS MIS AU RÉGIME. Comme pour 80 à 90 % des personnes qui se lancent dans cette chasse aux kilos, mon problème n'a pas été de les perdre, mais de ne pas les reprendre. Du coup, j'ai essayé toutes sortes de méthodes dont une, très en vogue actuellement : le régime hyperprotéiné. Le principe de ne manger que des protéines animales avant de reprendre progressivement une alimentation normale est une dangereuse aberration. Un scandale. Il est reconnu que la consommation excessive de protéines animales (viandes et laitages), en acidifiant puissamment l'organisme, participe au développement des cellules tumorales[1]. Par ailleurs, en interdisant dans un premier temps tout apport en sucre, votre organisme va se retrouver à court de carburant sanguin. Que va-t-il faire ? Il va puiser dans les réserves de graisse pour les transformer en carburant. Voilà pourquoi vous perdez du poids. Ce processus induit une réaction vraiment dramatique quand vient la phase où l'on est autorisé à en reprendre. Le corps va s'empresser de stocker les premiers sucres avalés, de peur que vous lui refassiez, un jour, le coup de la panne sèche. C'est ce qu'on appelle le rebond glucidique. De plus, le sucre appelle le sucre. Comme une drogue, plus on en mange et plus on en veut, surtout avec les sucres raffinés qui saturent les snacks, confiseries et sodas d'aujourd'hui, et qui entretiennent notre addiction en provoquant d'abord une hausse de notre glycémie en se déversant dans notre circulation, puis

» Le principe du régime hyperprotéiné est une dangereuse aberration. Un scandale.

[1] In *Anticancer* et *Le Rapport Campbell, op. cit.*

une hypoglycémie réactionnelle, pour compenser cet afflux. Cette phase d'hypoglycémie envoie le message qu'on risque de manquer de sucre. On est alors tenté d'en manger et, souvent, on craque... C'est un cercle vicieux. Sans le savoir, en ne résistant pas à votre péché mignon, vous êtes peut-être en train de nourrir des cellules tumorales, qui raffolent elles aussi de sucre. C'est d'ailleurs en remontant la piste du glucose dans le sang (grâce au Pet-scan) que l'on dépiste de très nombreux cancers aujourd'hui.

LORSQUE VOUS VOUS LANCEZ DANS CE TYPE DE RÉGIME, VOUS DEVEZ ÊTRE CONSCIENT QUE VOUS PRENEZ UN RISQUE. La rechute du cancer des ganglions, qui a failli emporter en 2004 la femme que j'aime, est intervenue peu de temps après qu'elle eut suivi un régime hyperprotéiné. Sont à mettre également au crédit de ce régime d'autres effets secondaires plus ou moins graves : mauvaise haleine, langue chargée (signe d'un dysfonctionnement hépatobiliaire), migraines, fatigue intense, crampes, troubles de la vision. Les gens font ce régime en espérant retrouver la forme et ils finissent par consulter parce qu'ils souffrent d'une constipation sévère. Un grand classique avec cette méthode, et un drame pour le corps : on ne doit pas garder ses « poubelles » à l'intérieur. C'est ainsi que l'on fragilise les muqueuses des intestins, permettant aux bactéries, microbes et autres agents pathogènes de s'égailler un peu partout. Pour stimuler les reins et éviter, entre autres, une insuffisance rénale ou la formation de calculs rénaux (autre grand classique de l'hyperprotéiné), on vous recommande aussi de boire beaucoup, beaucoup d'eau... trop. Cela vous fait perdre, au passage, quantités de sels minéraux essentiels. Avec tout ça, votre organisme ne peut être qu'en état d'hyperacidité (milieu favorable au développement de toutes sortes de maladies graves), qu'il va combattre en allant chercher dans les tissus musculaires, osseux, tendineux, les éléments alcalins susceptibles de rétablir l'équilibre du pH. Ce sont vos articulations, vos dents, vos cheveux qui vont payer (voir p. 45).

> » Les gens font un régime hyperprotéiné en espérant retrouver la forme et ils finissent par consulter parce qu'ils souffrent d'une constipation sévère ou de calculs rénaux.

Alors, certes, le régime hyperprotéiné est très efficace pour maigrir rapidement. Mais je connais une recette plus performante encore : en 12 semaines, je vous garantis un corps de statue grecque avec un simple cocktail qui a le pouvoir de transformer vos graisses en glucose (le carburant du muscle) composé de... stéroïdes et d'hormones de croissance.

Je serai poursuivi, à juste titre, en justice pour ça, alors que les promoteurs du régime hyperprotéiné posent leur petite bombe physiologique en toute impunité. Comment ne pas voir qu'avec ce régime on se prépare, demain, à de sérieux problèmes de santé publique ?

A-T-ON DÉJÀ OUBLIÉ CE QUI S'EST PASSÉ AVEC LE TABAC ? Dans les années 1950, des médecins faisaient de la pub à la télévision américaine pour dire que fumer avait des vertus thérapeutiques (!) pour les poumons, avant de passer ce discours sous silence et de se focaliser sur un point avéré : la cigarette empêche de grossir. Effectivement, fumer brûle les calories, arrêter, statistiquement, fait prendre 5 à 7 kg. On ne peut pas se contenter de demi-messages, d'informations parcellaires parce qu'elles nous arrangent, parce qu'elles vont dans notre sens, qu'elles nous rassurent. Comme je le dis souvent, il convient de prendre en compte la géopolitique d'une problématique. C'est-à-dire considérer l'ensemble des éléments qui composent le sujet ou la réflexion. Fumer empêche de prendre du poids, c'est vrai, mais il tue massivement d'un cancer du poumon, de la bouche, de l'œsophage ou de maladies cardio-vasculaires.

» En coachant les gens, je me suis rendu compte d'une chose : il est extrêmement difficile de les déranger dans leurs convictions, surtout en matière d'alimentation et de santé.

ÉCOUTEZ VOTRE BON SENS. On a tous en nous deux petites voix face à une situation ambivalente : celle qui nous déculpabilise et celle qui nous emmerde. En général, la première n'est pas forcément la bonne...
Concernant les régimes, et les effets de mode qui entourent ce type de phénomène, c'est encore plus pertinent. En coachant les gens, je me suis rendu compte d'une chose : il est extrêmement difficile de les déranger dans leurs convictions, surtout en matière d'alimentation et de santé. Habitués à entendre des discours qui les flattent, qui vont dans le sens de ce qu'ils ont envie d'entendre, ils mettent en doute et récusent tout discours alternatif. Tout le monde m'a prévenu quand j'ai commencé la rédaction de ce livre : mon éditeur, mes partenaires dans fitnext, les investisseurs que j'ai rencontrés... Tous m'ont dit à un moment donné : « Attention de ne pas faire peur aux gens », ne pas leur dire : « Ce que vous faites n'est pas bien ou pas bon », surtout ne pas les « braquer »... Selon eux, j'y avais tout à perdre. De leur point de vue peut-être... Moi, je vois les choses différemment. Pour moi, vous n'êtes ni des enfants ni des imbéciles, mais tout au contraire des êtres responsables,

autonomes. Ce n'est pas parce que tout le monde pense, fait, dit quelque chose que c'est vrai ou que vous devez en faire votre curseur. Vous êtes plus forts et, surtout, plus libres que ce que vous croyez ou que ce que l'on veut vous faire croire.

LA QUESTION SE POSE AINSI À CHACUN D'ENTRE VOUS : ÊTES-VOUS PRÊT À DILAPIDER VOTRE CAPITAL SANTÉ POUR PERDRE VITE FAIT QUELQUES KILOS ?

Quand on pense qu'il a fallu plus de 40 ans pour que les paquets de cigarettes portent la mention « fumer tue » ! Que dire encore du bisphénol (voir p. 38), désormais interdit pour fabriquer les biberons, ou du Distilbène, et tout dernièrement du Médiator (un traitement contre l'obésité – encore !) ? Combien de victimes avant que les molécules de ces deux médicaments soient reconnues dangereuses ? C'est seulement grâce au combat de quelques médecins et des associations de familles concernées qu'ils ont été finalement retirés de la circulation (en 1977 pour le Distilbène, en 2010 pour le Médiator).
Arrêter de subir est de votre ressort, et prendre le contrôle, le pouvoir dans votre vie est votre décision. Il faut, c'est vrai, du courage pour aller à contre-courant, mais cela n'a rien de surhumain, il s'agit juste de mettre en cohérence ce que l'on pense et ce que l'on fait.

› Le bon sens en action !

J'AI VU *AVATAR* QUATRE OU CINQ FOIS DEPUIS SA SORTIE AU CINÉMA EN 2009. À chaque fois, j'en ressors bouleversé, avec un nœud à l'estomac. Sur Pandora chaque être est intimement lié, connecté aux autres. Sur cette planète, tout est équilibre. Un monde en parfaite « homéostasie ». Chaque battement d'aile, chaque frémissement végétal, chaque palpitation des cœurs y harmonisent ce réseau vivant, formant un tout indissociable. Étrange qu'un républicain comme James Cameron fasse le procès de l'impérialisme américain, opérant un virage vers une philosophie humaniste. Cette histoire n'est pas sans rappeler le destin des Indiens d'Amérique. Une histoire qui m'a toujours fasciné. Pour moi, ceux qu'on appelle les *Native Americans* étaient dans le vrai. Ils avaient conscience que la vie était partout et ils la sacralisaient. Tuer un animal pour se nourrir n'était pas un acte gratuit, mais au contraire un moment ritualisé où le chasseur chuchotait à l'oreille de la bête qu'il venait d'abattre : « Merci pour la force, l'énergie que tu me donnes. Je la prends, je la porterai en

» « Merci pour la force, l'énergie que tu me donnes. Je la prends, je la porterai en moi, et j'en serai digne. »

moi, et j'en serai digne. » Considérons nous aussi ce qui nous entoure avec respect et humilité : nous ne sommes qu'une petite partie d'un tout plus grand, vaste et mystérieux. C'est peut-être notre seule chance de proposer un monde meilleur à nos enfants.

Notre culture, nos esprits occidentaux ne sont pas éduqués à cette philosophie-là, dite holistique, qui considère que l'homme, fait de chair, d'émotions et d'intelligence, n'est pas qu'un esprit ou un corps mais bien la somme des interactions entre les deux et qu'il évolue dans un tout, un ensemble d'autres êtres vivants intégrés dans un environnement. Or depuis René Descartes, et à sa suite les philosophes des Lumières, nous avons pris l'habitude de considérer l'homme, la nature, l'univers, comme un ensemble d'éléments non pas solidaires mais isolés, morcelés presque chirurgicalement. Ce cartésianisme induit une vision scientiste, matérialiste du monde, et malheureusement réductionniste. Au plan médical, cela donne des praticiens qui s'appuient sur la technologie, réduisant les patients à des paramètres statistiques, des résultats d'analyses oubliant l'humain, c'est-à-dire toute dimension émotionnelle, toutes les pensées, les croyances, les sentiments, les intuitions. Soyons les premiers activistes de notre santé, de celle de nos enfants, et de celle de la planète par la même occasion. Inutile d'attendre une impulsion des pouvoirs publics, encore moins du monde économique. On ne peut lutter contre ces forces qu'en changeant nous-mêmes à travers un vote politique mais aussi en considérant que chacun de nos actes est un bulletin que l'on glisse via notre carte de crédit, notre Caddie ou notre assiette.

» Soyons les premiers activistes de notre santé, de celle de nos enfants, et de celle de la planète par la même occasion.

N'OUBLIONS JAMAIS CE QU'A DIT SEATTLE, CHEF DES TRIBUS DUWAMISH ET SUQUAMISH, DANS SON DISCOURS DE 1854, PAR LEQUEL IL ACCEPTAIT DE DONNER SA TERRE AU GOUVERNEMENT AMÉRICAIN :

« CE QUI ARRIVE À LA TERRE ARRIVE AUX FILS DE LA TERRE. »

REMERCIEMENTS

À ma femme, mon amour, parce qu'elle a changé ma vie et m'a rendu meilleur.
À mes filles chéries, Margaux et Lou, pour le sens qu'elles ont donné à ma vie.

Je remercie également tous ceux qui ont mis de la conscience dans ma vie : mes parents, mon frère Pierre-Henri, ma sœur Stéphane et son mari Claude, qui ont largement influencé ma démarche.
Merci à Bernard de m'avoir mis sur la voie.
À Sandrine Mouchet, ma complice, ce livre n'aurait pas pu se passer de ses précieux conseils.
Mes équipes de fitnext, Dominique, Marie, Dave, pour leur travail et leur patience.
À Loïc pour ce que l'on a partagé.
Guillaume, le premier à avoir cru en moi, pour avoir rendu tout cela possible.
Mes coachés, pour tout ce que je partage avec eux et ce qu'ils m'apprennent jour après jour.
Un remerciement spécial à Alexia, ma fidèle amie.
Pio, la vie réserve parfois de si belles surprises.
Judith, pour m'avoir tellement appris sur le pouvoir de la confiance.
À Victor, mon pote.
Gregory Ibeknoussen, mon petit frère, pour m'avoir poussé à coacher. Il est assurément pour quelque chose dans ce que je suis aujourd'hui.
Muriel Flis-Trèves, une complice et une confidente.
Jean-Étienne Cohen-Séat, un guide que j'aurais tellement aimé rencontrer plus tôt.
Merci à Laurent Uzan, Khalil Chedid pour leur contribution à fitnext.
Merci à Lucia et Giuliano mes amis, parce que les choses ne valent que si elles sont partagées.
Sophie Jullien, mon rayon de soleil, pour sa manière unique de me faire voir les choses autrement.
Jean-Michel Lebouvier, pour ses conseils avisés.
Christophe Hiltgen et Sabine, pour leur implication sans bornes et leur amitié.
Laurence Guenoun, photographe de talent, pour sa capacité à capturer la quintessence de chaque instant.
Cécile Roubio, pour avoir su déchiffrer mes pensées et les mettre en images.
Alain Barasz, patron de Vit'Halles, pour m'avoir donné ma chance dans une période difficile de ma vie.
À José, pour avoir cru à ce projet et plus généralement aux équipes de chez Solar pour leur investissement et leur patience, Jean-Louis, Corinne et tous les autres.
Merci à Marie Baumann et aux équipes de Copyright.

BIBLIOGRAPHIE

Colin et Thomas Campbell, *Le Rapport Campbell,* Canada, Éditions Ariane, 2008.

Peter J. D'Adamo et Catherine Whitney, *4 groupes sanguins, 4 régimes,* Paris, Michel Lafon, 2006.

Dr Yves Donadieu, *Ma pharmacie naturelle,* Paris, Robert Laffont, 2008.

Annie Ernaux, *Les Années,* Paris, Gallimard, 2008.

Jean-Louis Flandrin et Massimo Mantanari (dir.), *Histoire de l'alimentation,* Paris, Fayard, 1996, réédité en 2008.

Astrig Heratchian, *ABC de la naturopathie,* Éditions Jacques Grancher, 2008.

Thierry Janssen, *La Solution intérieure,* Paris, Fayard, 2008.

Daniel Kieffer, *Encyclopédie de revitalisation naturelle,* Vannes, Éditions Sully, 2003.

Daniel Kieffer, *L'Homme empoisonné,* Paris, Éditions Jacques Grancher, 2003.

Jacques Lecomte (dir.), *Introduction à la psychologie positive,* Paris, Dunod, 2009.

Erwann Menthéour, *Re-naissance,* Paris, JC Lattès, 2007.

Erwann Menthéour, *Secret défonce, ma vérité sur le dopage,* Paris, JC Lattès, 1999.

Michel Pradet, *La Préparation physique,* INSEP Campus olympique, coll. « Entraînement », Paris, 1996.

Jean-François Quénet, *Livre d'or du cyclisme,* Paris, Solar, 1998.

William Reymond, *Toxic,* Paris, Flammarion, 2007.

William Reymond, *Toxic Food : enquête sur les secrets de la nouvelle malbouffe,* Paris, Flammarion, 2009.

Matthieu Ricard, *L'Art de la méditation,* Paris, Nil Éditions, 2008.

David Servan-Schreiber, *Anticancer,* Paris, Robert Laffont, 2007.

David Servan-Schreiber, *Guérir le stress, l'anxiété, la dépression sans médicaments ni psychanalyse,* Paris, Robert Laffont, 2003.

Thierry Souccar, *Lait, mensonges et propagande,* Vergèze, Thierry Souccar Éditions, 2008.

Daniel Tammet, *Embrasser le ciel immense : le cerveau des génies,* Paris, Éditions Les Arènes, 2009.

Lucy Vincent, *Comment devient-on amoureux ?,* Paris, Odile Jacob, 2004.

Pierre Weill, *Mon assiette, ma santé, ma planète,* Paris, Plon, 2010.

SITES ET LIENS INTERNET

Méditation pleine conscience posté sur le site www.e-santé.fr le 20 juillet 2009.

Les repas depuis 45 ans : moins de produits frais, plus de repas préparés, INSEE première septembre 2008, www.insee.fr.

CRÉDITS PHOTOGRAPHIQUES

Couverture : © Laurence Guenoun
p. 9 : © Bruno Bade
p. 12 : © Presse Sports / L'Équipe - Lablatinière
p. 17 : © Laurence Guenoun
p. 25 : © Fotolia
p. 30 : © Andrew Brookes/Corbis
p. 37 : © Corbis
p. 50 : © Michael Stewart/Corbis
p. 56-57 : © Cécile Roubio
p. 64 : © Erik Isakson/Blend Images/Corbis
p. 70 : © Fotolia
p. 74 : © Fotolia
p. 80-81 : © Fotolia
p. 86-87 : © Fotolia
p. 92-93 : © Fotolia
p. 98-99 : © Fotolia
p. 102-116 : © Cécile Roubio
p. 122 : © Canal +
p. 126 : © Laurence Guenoun
p. 132 : © Nicolas Gouhier
p. 145 : © Laurence Guenoun
p. 154 : © Myriam Gauthier-Moreau
p. 156 : © Myriam Gauthier-Moreau
p. 159 : © Myriam Gauthier-Moreau
p. 160 : © Myriam Gauthier-Moreau
p. 165 : © Myriam Gauthier-Moreau
p. 166 : © Myriam Gauthier-Moreau
p. 170 : © Myriam Gauthier-Moreau
p. 175 : © Myriam Gauthier-Moreau

CRÉDITS

Directeur de collection : José Carlin-Pérez

Directrice éditoriale : Corinne Cesano
Édition : Benoît Bontout
Fabrication : Laurence Ledru
Illustration des exercices : Cécile Roubio
Photographie et stylisme des recettes : Myriam Gauthier-Moreau

Ouvrage réalisé par Copyright
Conception graphique : Marina Delranc
Mise en pages : Jean-Louis Massardier
Coordination éditoriale : Matthieu Sublet
Photogravure : Frédéric Bar

ISBN : 978-2-263-05328-3
Code éditeur : S05328
Dépôt légal : mars 2011
Imprimé en Espagne par Graficas Estella